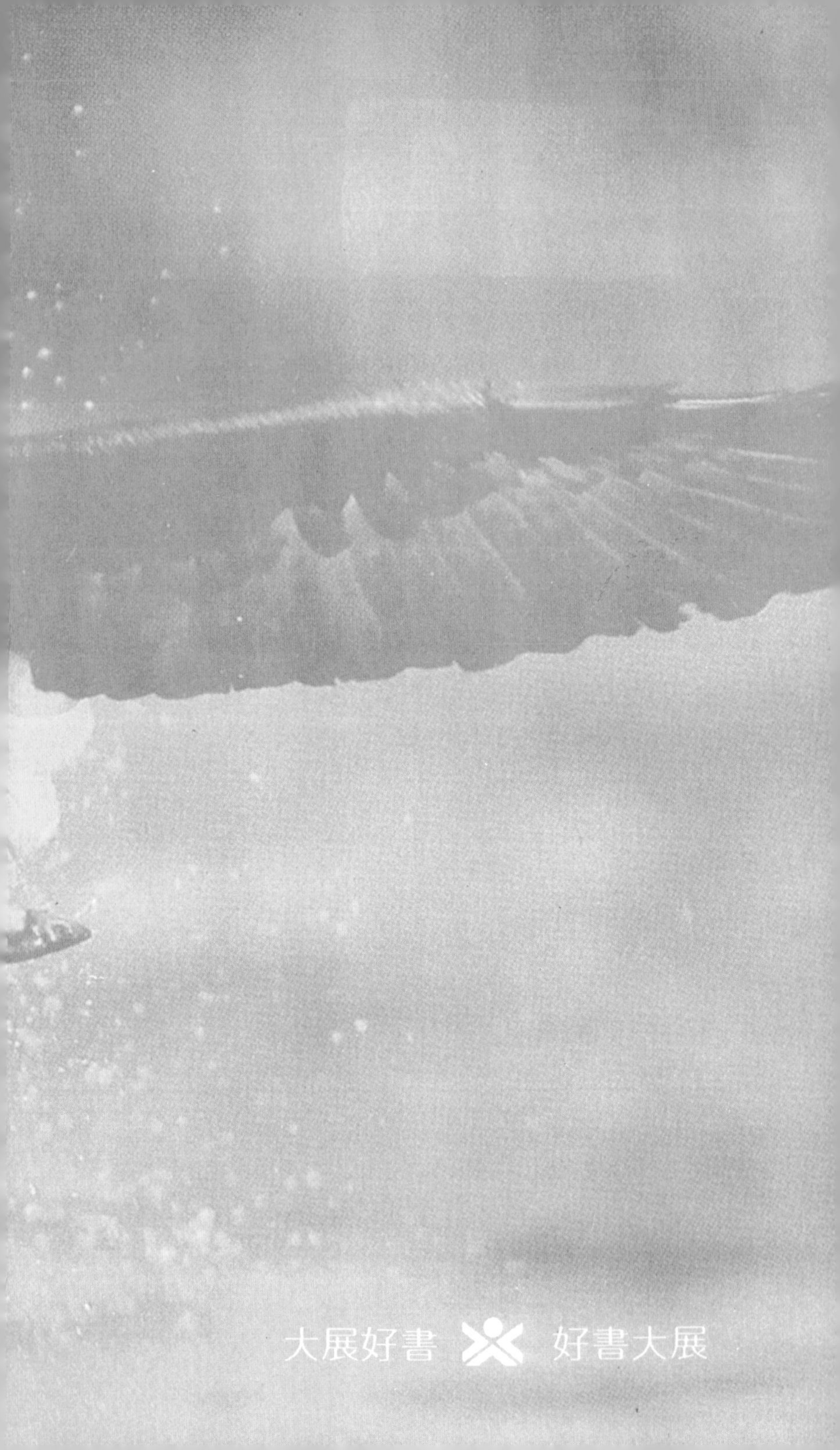

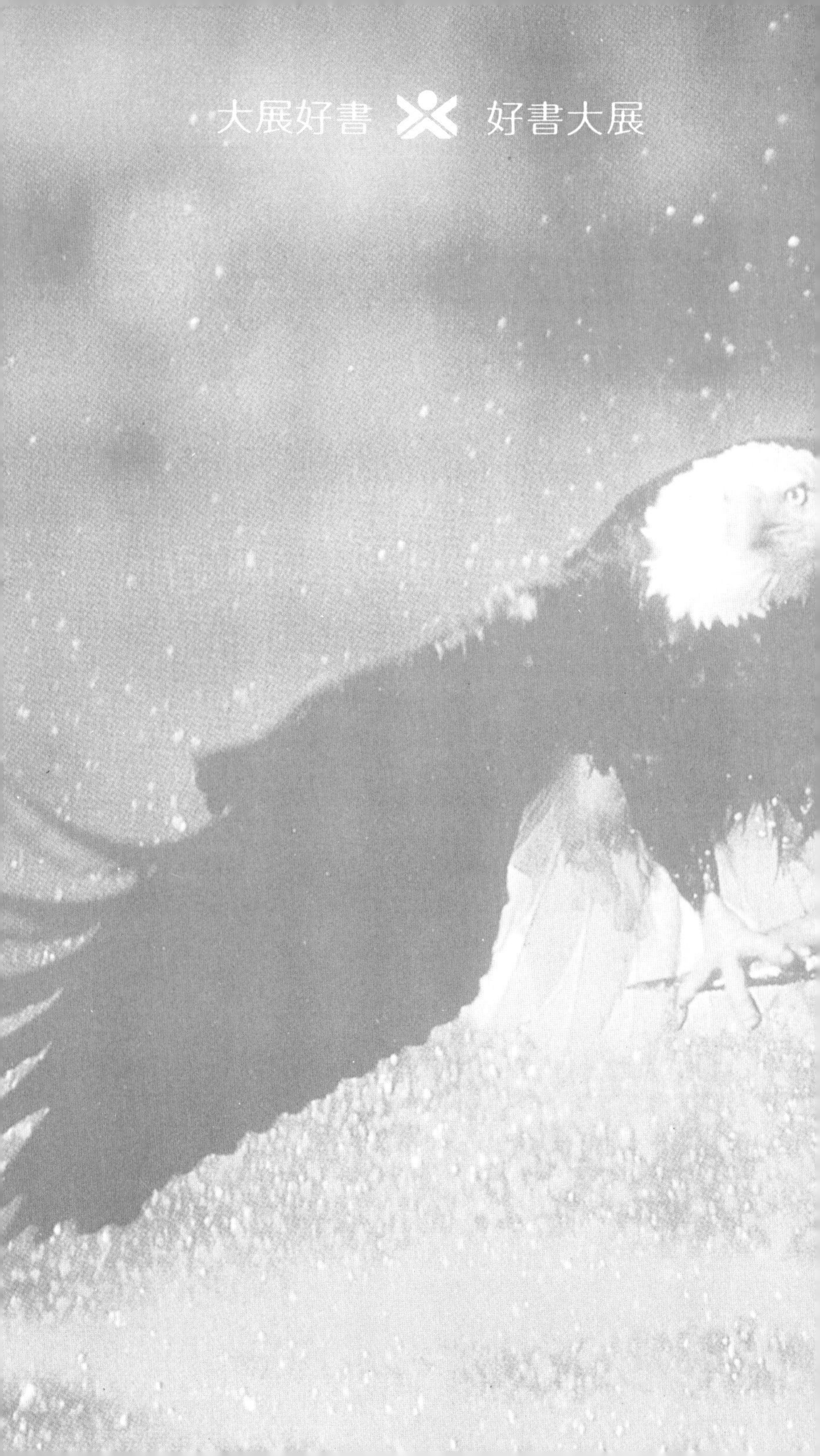
大展好書 好書大展

年輕10歲快步健康法

醫學博士 石塚忠雄／著
劉小惠／譯

91

健康天地

前　言

我過去曾到美國留學二次，因此成為我研究鞋子和腳關係的關鍵。

第一次是在一九五〇年，當時到美國加州的加州大學洛杉磯分校（UCLA）的研究院及附屬醫院，學習外科及整形外科。這所大學因為在好萊塢和比佛利附近，所以許多整形外科患者都是好萊塢的演員。包括當時有「百萬美元腳」之稱的美女演員——瑪雷妮·堤特里西，以及有天才舞者之稱的佛瑞德·亞斯堤亞等人。他們非常重視自己的腳，為了照顧自己的腳，而到整形外科找醫師商量。在螢幕上的美女級世界著名的舞者，如果有一隻腳長水疱的話，恐怕就沒有辦法有好的表現了。

在美國將對於腳和鞋子的研究，視為是理所當然的事情。外翻拇趾的英文是「HALLUX　VALGUS」。在留學時聽到這個字眼，我根本不知道這到底意味著什麼，因為國內的醫學辭典根本沒有這一方面的記載。後來發現到在美國有很多腳的毛病。在日本學習的時候，腳的毛病只是在整形外科中的小範圍疾病而已，容易被忽略。與其說所處理的是腳的毛病，還不如說是腳的外傷。例如，勞動災害所引起的受傷等。

為什麼在美國這種腳的毛病很多呢？因為美國人習慣在家裡面一整天都穿著鞋子，所以這是理所當然的事情。像國人通常回家以後就會脫掉鞋子光著腳，我想可能與此有關吧！鞋子保護人類的腳，使腳充分發揮機能，但是實際上現在完全不同了，只是為了擁有美好的外觀，使腳看起來更美、更細，當成一種裝飾用品來使用了。

再度到美國留學時，我跟著紐約的大衛·M·波斯渥斯博士學習三年的整形外科醫學。當時，波斯渥斯博士堪稱是整形外科的世界權威。日本和美國進行整形外科交流時，他也是對於日本的整形外科科學的發展非常有貢獻的人士，因為這項功績而得到日本政府頒授的勳二等瑞寶章，同時，他也是頭一位被推舉為日本整形外科學會名譽會員的外國人。我跟著他學習了三年，深感腳和鞋子的研究是非常重要的。所幸教授對於這方面也非常地了解，對我說：「石塚，腳和鞋子的關係非常重要，所以你一定要很有耐心持續研究哦！」

於是，我在美國收集了很多關於腳和鞋子的文獻，帶著一大堆研究資料歸國。不過，這些研究資料在當時的國內完全沒有幫助，長時間塵封起來。

到了一九八二年，某家出版社的主編到我這來蒐集關於腳的資料，在閒談中談到這話題，他非常地關心，希望我一定要寫書。於是我寫下了『穿錯鞋子會罹患疾病』一書，非常地暢銷。正如我所希望的，在國內也有很多人注意到腳和鞋子的關係了。此外，不再顧慮到時髦一面倒而穿鞋的人增加了。趁著這分回響，我創立了「日本鞋醫學會」，在第二屆學術會議時擔任會長，而現在擔任常任理事及事務局長。

如果能透過本書讓很多醫師和鞋製造業者、鞋零售業者以及與人體工學和保健體育有關的人，能夠關心腳和鞋子的問題，我就非常高興了。希望這些人真的能夠配合消費者的需求，為消費者製造出好的機能鞋。不要光是只追求外觀的好看而已，要開發出能夠充分發揮人腳的機能的鞋子。

希望各位能夠了解，穿鞋可能會引起腳的疾病，要知道在預防及治療上能夠發揮重大作用的「鞋子」。

希望本書能夠豐富各位的日常生活，同時，也成為有腳毛病者的福音，也希望鞋製造業者能夠參考我的敘述。

本書出版是得到編輯部的大西智美、城南醫院院長祕書佐藤惠等人的幫忙，在此深致謝意。

石塚忠雄

⊙目　錄⊙

第二章 正確的鍛鍊，溫柔的體貼

第三章　聰明的腳健康法

第四章 鞋子的問題、腳的疾病

第五章　對腳造成好、壞影響的鞋子

第六章　高明鞋子選擇法

第七章 你的選鞋方式是否沒問題？

第一章

你還不了解「腳」的知識

＊腳比腦更早衰弱

人類之所以為人類，就是因為能靠自己的腳站立、步行及移動。為了站立需要起立能力，這個能力隨著年齡的增長會逐漸衰弱。就算本人想要站著挺直，但是也會不穩定容易搖晃。此外，配合身體搖晃的程度，腰痛的發生率也會增高。

腳的衰弱並不是到了高齡以後突然產生的，從年輕時開始，肌肉鍛鍊不足就會造成腳的衰弱。

一直不動地站立，對年輕人而言是很困難的事情，像白金漢宮的衛兵和受過訓練的警察等，能夠站在那兒一小時都不動，這是比較特別的例子。在爬樓梯時會覺得呼吸困難，膝蓋沒有辦法按照自己的意思抬起來，然後覺得「唉呀！腳又要開始衰弱了。」的人大都是三十五歲以後的人吧！不止是腳的肌肉衰弱，甚至連心臟和呼吸器官的力量也減弱，所以會呼吸困難，有時會有心悸的現象出現。

六十歲時，握力為二十幾歲的人的百分之八十左右，腳力為百分之五十左右。到了六、七十歲時，平均來說最衰弱的內臟是消化器官和呼吸器官，這些臟器受到運動器官的骨骼和肌肉的影響極深，因此，足腰的衰弱會造成直接的影響。

人類身體不是說各器官平均衰弱，有些器官會迅速衰弱，而有些器官卻不會這麼容易衰弱。

例如，腦就是不容易衰弱器官的代表。雖然隨著年齡的增長，記憶力會衰退，創造能力卻不會衰退。因此，有很多高齡的畫家或作家出現。如果問這些人「你的年輕祕訣是什麼呢？」他們會說：「沒什麼特別啊！就是每天走路。」

此外，在生活環境較為嚴酷的山村斜坡的各段梯田，每天從事農作的老年人，大都是很有元氣的人。有一天，有位老農人很晚了還沒有回家，村人跑到田裡去一看，結果看到這位老農人握著鋤頭，靜靜地躺在那兒死去了，像這樣的例子也時有所聞。在崎嶇的山道上，穿著草鞋每天上上下下，在泥土上要走幾萬步持續勞動，所以內臟和肌肉是非常健康的狀態。在自然中直到最後為止，仍然能夠一邊做自己的工作，一邊走完自己人生最後一步，真的是很好的大往生。

血管或神經與頭腦和內臟諸器官密切相連，所以腳的老化會促進痴呆及老化。

也就是說，加強腳不單只是增加腳力而已，同時也能夠強化心臟呼吸器官等內臟，而且能使頭腦清晰。

＊忘記走路的現代人

人類是動物的一種。有沒有不使用腳就能夠移動自己身體的動物呢？即使是龐大的象或河馬，也必須靠自己的腳踩著大地，才能移動身體。

是哺乳類，也是陸上動物的我們的腳，原本就是為了走路而製造出來的。因此，持續過著不走路的生活，當然腳的機能會衰退。但是，現代人由於各種交通機構和媒體流通的發達，生活非常地方便。這是人類智慧所產生的文化。但是，觀察原本是動物的人類姿態，過著逐漸不使用腳的生活了。

都會的上班族，通常上班都是搭乘巴士或是捷運、轉車時利用手扶梯、在公司中坐電梯，每天大概只走幾十步路而已。此外，因為媒體的發達，在宅勤務急速擴展。七〇年代，必須出去才能處理的事情，現在只要藉著傳真或者是網路就可以處理了。就算要購物，郵購的方式非常地普及，打一通電話，想要東西就可以送來，到處走動去找想要的東西的情形已經很少出現了。

此外，自用車普及也是我們不再走路的原因了。很意外的是，在鄉下的農村地區，交通機構不方便，居民高齡化，反而比都市地區對車子的依賴度更高，甚至有的人只從自己住家門口走到車門前而已。牽引機停在自家大門前，在大門穿鞋以後，只要走幾步路就可以坐在駕駛坐上，直接開到田中，農作結束之後開回家中，所以只走幾步而已。

相信有很多人長期臥病在床時，甚至連上廁所都覺得很困難。原本很有元氣的大學生，因為滑雪骨折打石膏一、二個月，石膏拆掉以後卻發現只有腳變細了。

這就是一種廢用性萎縮，不使用的話肌肉的力量就會減退。而和機械同樣的，人類身體不使用的話就會生銹。不只是腳和肌肉，如果從事劇烈運動使用過度會加速老化，但是不使用的話也會使機能減退。

在東方以達摩禪師為代表，進行坐禪等不動的瞑想或思索。而一部分的瑜伽也進行稱為動禪的修行，在靜坐中動禪。

但是，在西方像康德、蕭潘哈威爾等哲學家，和大作曲家貝多芬、舒伯特等人，都是一邊在森林中散步，一邊思考。而近代日本也模仿德國哲學家，在京都琵琶湖畔有很多學者和學生在那兒思索走路，因此被稱為「哲學小道」。

思考事物時，到底以何種方法比較好呢？依理論來講，走路比較好。

因為能夠運動腳，促進血液循環，將新鮮的血液送到腦，使腦的功能旺盛。

＊越走路頭腦越清晰

腦細胞在我們體內是最需要氧的組織，如果持續極端缺氧狀態，會出現腦死狀態。即使沒有到達這種地步，也會成為廢人狀態。此外，打呵欠、頭腦茫然等也是腦細胞缺氧的象徵。

所以，必須要將新鮮的氧不斷地送到腦才行。氧是由血液運送的，因此，血液循環良好是使腦細胞活性化的基本方法。

運動不足或是因為某些毛病，而出現腳的瘀血狀態，也就是說，血液積存在靜脈狀態持續出現時，全身血液循環不良。當然，就沒有辦法將足夠的氧送達到腦。這就是所謂的虛血狀態。

因此，集中力會減退、焦躁、缺乏幹勁，嚴重時甚至會意識模糊。

如果慢性持續這種狀態時，上班族工作不順利、運動員成績無法提升、考生也可能會面臨非常嚴重的狀況。

腳和腦在體內距離最遠，但是，卻藉著血管與神經等管道密切相連，是互有影響的器官。因此，腳的老化與腦的老化有關。為了避免痴呆，要儘量使用頭腦，為了使用頭腦，就必須要使頭腦清晰。因此，必須要送足夠的氧。

為了送氧時也要使血液循環。若能提高心臟機能的話，血液循環順暢，但心臟的肌肉，是沒有辦法靠自己的意志活動的不隨意肌。但是，有第二心臟之稱的腳的肌肉卻可以靠自己的意志活動，是隨意肌。為了防止老化，一定要鍛鍊腳，幫助心臟的功能。

所以，最方便的方法就是運動。要促進血液循環，不要做慢跑、跑步等過度激烈的運動，走路是最適合的。走路時，腳離開地面的時候腳趾彎曲，這個運動具有唧筒的作用，能夠促進血液循環。

事實上走路時，腳會產生三種大小變化。瞬間飄浮在空中時最小，單腳著地支撐全身體重時最大，腳跟接觸到地面或者是腳跟已經離開地面，只有腳趾跟部碰到地面時，則大小介於兩者之間。

腳的大小變化，是由於在血管周圍的肌肉伸縮運動旺盛，血液循環旺盛所引起的。與心臟的跳動相同，以伸縮的唧筒作用，促進腳末端的血液循環。

快步急走時步幅增大，腳離開地面時將腳脖子伸直，更能促進血液循環。

此外，根據最近的研究，走路能夠湧出腦內物質，使腦神經細胞活性化。

請熟悉稍後為各位敘述的正確走路方法，使腦活性化吧！

＊稱為「第二心臟」的理由

「腳有第二心臟之稱」，這是怎麼一回事呢？

在此為各位簡單說明一下循環系。請看二十五頁的圖。

血液從心臟的左心室通往主動脈，流到動脈、細動脈再流到毛細血管，將新鮮的氧和養分送到細胞組織。

在回程時，運送二氧化碳和疲勞物質，從毛細血管經由細靜脈、靜脈、大靜脈而回到心臟的右心房。血液循環一定是單向通行的，靜脈具有防止逆流的瓣膜，使

血液循環全身的情形

從全身到心臟　　從心臟到全身

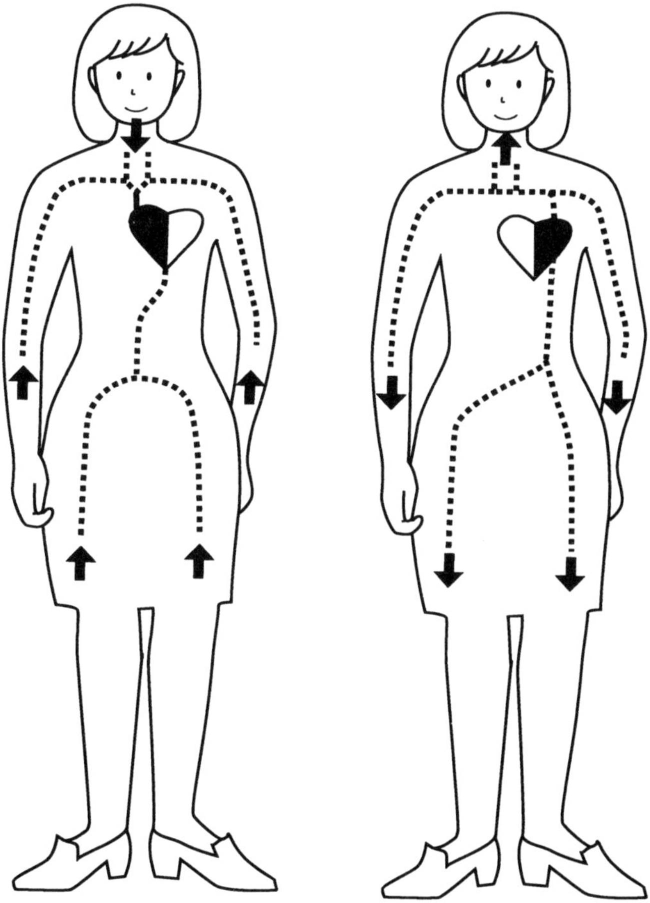

單向通行順暢。

心臟一次的跳動能夠送出十分之一公升量的血液，健康的成人，通常心跳次數為七十次／分鐘，因此一分鐘大約會送出七公升。也就是說健康的人，全身有五公升的血液在一分鐘以內會通過心臟。心臟是二十四小時將一萬公升的血液送出的唧筒。

具有威力衝出的血液，要送到身體各處的毛細血管，再回到心臟時，這時已經失去壓力沒有力量了。血液回到心臟必須藉著靜脈周圍肌肉的力量。

但是在體內，腳是距離心臟最遠的部分。因此，從心臟流出的動脈血將營養送到腳的各組織，成為靜脈血將老廢物送回心臟為止的距離很長，當然需要花較長的時間。而且腳是在身體的最下方，一旦下降的血液，如果沒有給予很大壓力的話，無法順暢地回到心臟。

因此，出現老化現象的動脈硬化等血管障礙時，血液循環很難到達腳趾。所以，隨著年齡的增長，腳容易冰冷、機能衰退，造成循環不良的問題很多。

腳靜脈周圍的肌肉，也就是腳的肌肉，能夠有效的旺盛活動，就能夠使積存老廢物的血液，從在身體最末端的腳趾的毛細血管送到細靜脈，從細靜脈送到靜脈，然後再回到心臟。

要從末梢將血液送回心臟，必須要靠肌肉發揮作用。所以，距離心臟最遠的腳的肌肉特別重要。

所以，相信各位已經了解，為什麼腳被稱為「第二心臟」了吧！

＊腳的疲勞是身體的疲勞

長時間正坐時腳會發麻，這是因為血液循環受阻、瘀血，形成瘀血的老廢物暫時積存在腳所致。瘀血就是，血液積存在身體部分組織的靜脈中的現象。

腳發麻是腳靜脈周圍的肌肉疲勞時，末端血液無法回到心臟所形成的瘀血狀態。靜脈膨脹，血液循環停滯，原本必須要回到心臟的靜脈血，無法回到心臟。因此，具有優秀精密構造的人體，必須要採取防禦手段，使停滯的血液回到心臟。因而使血壓上升。

這時，血管內的血液和組織的滲透壓平衡瓦解，血液中的水分滲透到組織，就會成為浮腫的原因。有的人感覺疲勞時，就會摩擦腳，就是在無意識當中，希望能夠促進浮腫的腳的血液循環，所做的動作。

人體任何一處的不良狀態，都會對全身造成影響，尤其腳有第二心臟之稱，因此，腳的疲憊就會成為全身的疲憊症狀。

腳的疲憊、浮腫與血液循環的關係，會形成惡性循環。

腳的疲憊不能夠殘留到第二天，要好好的照顧。平常就要鍛鍊腳，培養一雙不容易引起瘀血的腳，這一點非常重要。

在第三章為各位敘述的腳的簡單照顧，每天都要實行。今天腳的疲勞絕對不要留到明天。

＊連達文西都驚嘆的「腳的構造」

堪稱人類史上最偉大的天才里奧納多．達文西，將人類的腳稱為是「人體工學上最偉大的傑作，最佳的藝術品」。

也就是說，認為人類的腳是最美、最珍貴的。他為什麼要這麼說呢？

原因如下：一雙腳有五十二根骨骼，佔整個身體二〇八根骨骼中的四分之一。一雙腳有六十四條肌肉與肌腱，七十六個關節及韌帶。複雜糾結在一起，成為世上罕見的人類的腳，當然是一個很棒的藝術作品。

首先就是對於地球上的引力而言，物體要能夠穩定在地上，至少需要三隻腳。但是人類光靠雙腳就能夠站立步行，的確是很神奇的事情。

各位一定要了解這一點。

也許有人會說「猴子也是靠兩隻腳走路啊！」同樣是靠兩隻腳走路，但是猴子和人類不同。的確，最接近人類的黑猩猩和大猩猩等類人猿，也是靠兩隻腳走路，但是沒有辦法一口氣走一百公尺，其差距就在於腳的構造。人類在腳的內側的跟骨有突出的載距突，利用載距突和距骨後關節面支撐身體。這是非常重要的特徵，這是與同樣用兩隻腳步行的黑猩猩和大猩猩最大的差別處。

人類在地球上靠著兩隻腳站立走路，的確是非常尊貴的事情，但是就好像空氣和水一樣，我們並沒有感覺到它的可貴。當偶爾生病必須要臥病在床時，才知道痛苦，才知道能夠走路的可貴。

人類和猿猴步行方式的差距

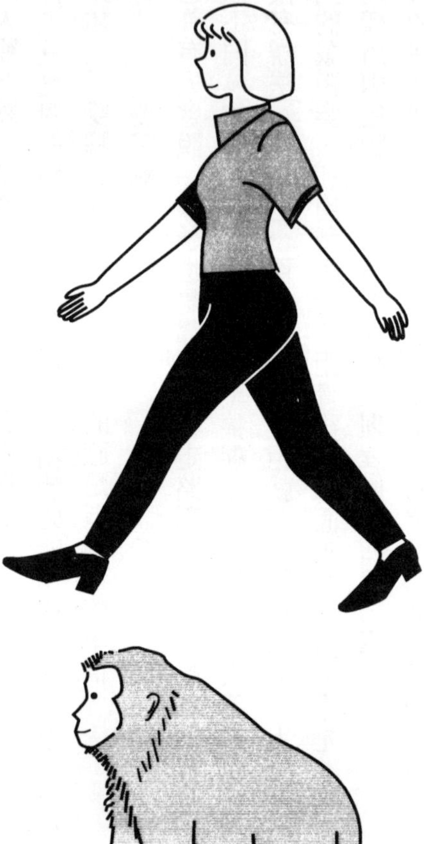

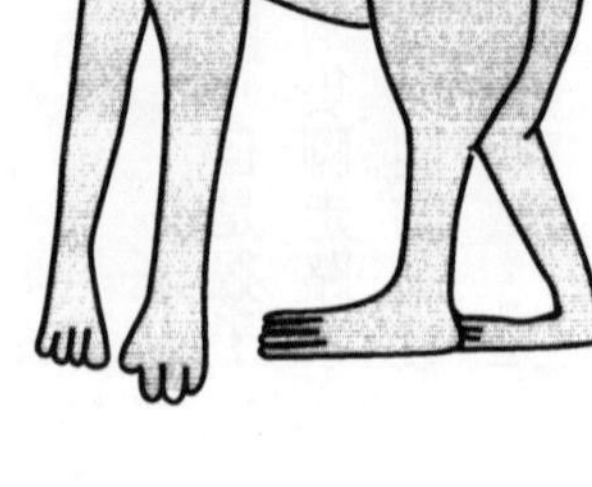

直立靠雙腳步行的步行機能，以及靠雙腳站立的起立機能等，是人類與其他生物最大的差距點。而人類與其他的動物，根本上最大不同點就在於此。如果不認識這一點的話，就不能算是真正的人類了。最近，醫學界認為基因治療等非常地困難，經常感覺到醫學當事者，對於人類的認識太過於欠缺。

＊腳發出了哀嚎

腳在人體內是最受到虐待、受到欺負的部分。

由於在地球上，不論是睡覺或清醒時，都會承受大氣的壓力、地球的引力與重力。我們站立走路或跑步時，腳必須承受自己的體重，以及氣壓引力所有的重力。

例如在跑步時，加諸在腳上的力量為體重的三倍，跳的時候為六倍。光著腳踩在硬的柏油路面上，跑步時會承受十七G（重力）的衝擊。這衝擊力相當於時速五十四公里，不踩煞車，汽車撞到圍牆時的衝擊力。由此可知，加諸於人類的腳的衝擊力非常地大。

美國腳病協會的調查發現，體重六十八公斤的人，每踏出一步時，比體重多百分之二十五的重量會加諸在腳上，也就是說，達到八十五公斤。一天平均走六．五公里的話，步數為七五〇〇步左右，一天加諸在腳的重量累計為六百五十噸。

還有踏步衝擊這種，人類在日常生活中站立、坐著、走路時，所產生不自覺的衝擊，一天平均為七五〇〇次，一生當中會有二千萬噸的負擔，加諸在腳上。人的一生平均走十九萬公里，繞行地球四周。

這個來自上下的負擔，日積月累就會引起關節炎、變形性關節炎、腰痛等問題。而這些衝擊和疲勞，也與骨質疏鬆症、痴呆、糖尿病等慢性急病有密切關係。

雖然承受這些重勞動的力量，但是，我們的腳還是默默忍耐，支撐著我們的身體、活動身體，發揮人類的機能。

而更加損害這個不斷承受天文學數字重勞動力量的腳的，就是鞋子。

＊人類的腳具有高性能

那麼是不是體貼腳，完全不給予衝擊，就可以了呢？這是另外一個問題。

當人類承受某種程度的刺激或打擊時，就會產生加以抵抗的強大力量，而維持

步行時和起立時腳所承受的體重差距

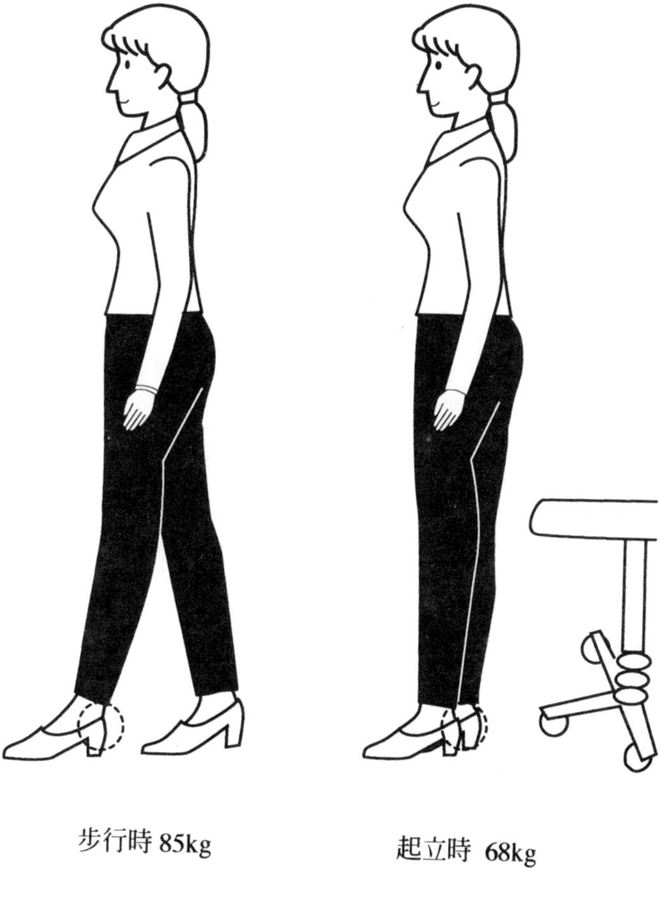

步行時 85kg　　起立時 68kg

生存。也就是說，沒有任何衝擊的話，反而會使腳的力量減弱。

所幸人類靠雙腳步行，因此，腳具有賦予機能性的構造。腳趾在人體中運動性最高，趾尖用力踢大地，使人類步行。腳被賦與柔軟性，著地時能夠緩和加諸於腳的衝擊。此外，腳跟能夠支撐腳，具有控制的作用。

因此，一定要充分考慮各部分的作用，照顧腳、選擇鞋子才行。

我們的體重是靠腳來支撐的，而整個腳底並不是平均承受體重的。

光著腳在靜止狀態下筆直站立時，二分之一的體重由腳跟承受，拇趾跟部承受四分之一，剩下四根腳趾的跟部，承受四分之一。

隨著抬起腳跟時，加諸於腳跟上的體重就會減少，而這個部分則由腳趾跟部來承受。這個變化如三十五頁的圖所示。

如果穿鞋跟高九公分的高跟鞋時，與光著腳時相比，則加諸於腳跟的體重會減少二分之一，而剩下的部分，則會由極端彎曲的腳趾跟部支撐。

走路時，體重再加上百分之二十到三十的力量會加諸在腳底。因此，所剩下的力量就都會加諸在腳趾的跟部。

腳底所支撐的體重的變化

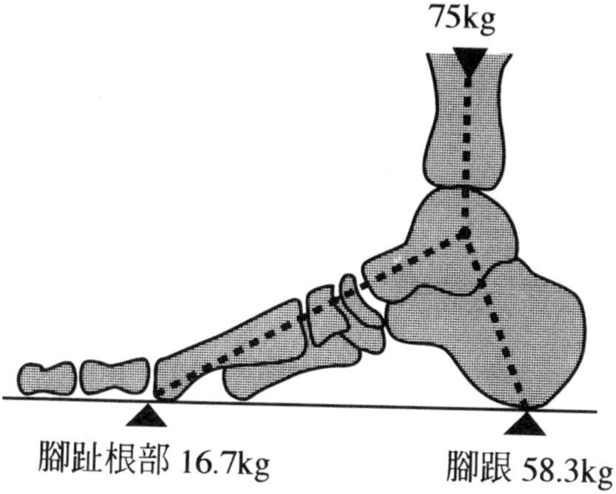

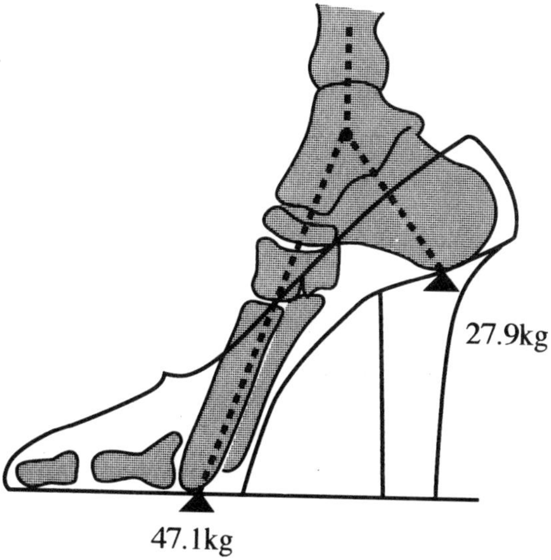

不過體重分配在腳的比例有各種不同的想法，在此所例舉的只是一個大致的標準而已。

＊壓力的原因在於「腳」和「鞋子」

對人類而言非常重要的雙腳，如果光著腳走路的話，對人類健康而言是很好的。但是，人類卻漸漸的開始穿鞋子了。

一九八八年，在日本召開壓力學會，得到諾貝爾醫學獎，而著名的瑞典卡洛琳斯卡大學的雷納德．雷比教授說：「大家為了健康而過著穿鞋的生活，但是為什麼不學習鞋子和健康的相關問題呢？」首先發表關於腳和鞋子的關係。

「普通人一天八小時，較多的人大約十四小時到十五小時，從生到死為止，腳必須放在鞋子這種固體物中生活。如果認為這樣對人類健康完全不會造成影響，根本就是愚蠢的說法。我們經常談到食物、暖氣、穿著的衣物和壓力等關係，但是我認為最需要注意的是鞋子。雖然壓力會造成各種問題，但是腳應該是壓力的根源」。這和我經常提到的建議完全相同。

實際上，看人類最初的鞋子是儀式用的涼鞋。而最初人類穿的鞋子，大都是為了保護腳，免於受到尖銳的石頭、樹根或者是熱沙、冰等的損害。像一些打獵的人，要他們光著腳去打獵，根本是不可能的。

我們因為擁有高度文明而沾沾自喜。但是，請你看自己的腳邊，原本應該要提高腳的機能、保護腳的鞋子，反而使腳緊繃、損害腳，希望更多人察覺到這個事實。

＊每段時間大小都會改變嗎？

每個人身體不一樣，具有不同的個性。肌肉、骨骼、腳的形狀、膝的形狀，每個人都不一樣。即使同一個人，依年齡的不同，形狀和機能也會產生變化。甚至坐在椅子上，腳交疊的時候，或者是走路、跑跳做運動的時候，形狀和大小也會產生微妙的差距。因此，如果鞋子能夠配合任何狀況而改變形狀的話，當然沒問題，但實際上辦不到。

不論在早上或晚上，腳的大小和尺寸都會不同，所以大家都知道「傍晚買鞋子」比較好。早上剛起來的時候，腳不會膨脹，但到傍晚時，容積可能會膨脹到百分之三到五。在人體器官中，由於任何其他的部分，一天都會產生這種變化。

因此，在選擇鞋子時候，要站一站、坐一坐、走一走，配合腳膨脹狀態，來選擇鞋子。腳的大小也會因體調或季節不同，而產生微妙的差距。冬天較小，夏天較大。而女性在妊娠中或生理期中腳會變大。成人在沒有出現季節變化或妊娠的現象，但是腳的大小卻突然產生變化時，表示可能健康受損，要趕緊檢查。

此外，人類的腳左右不可能具有同樣的大小。為什麼會不同呢？與腦機能分布有關。大腦生理學認為，右腦掌管藝術及直覺的事物，而左腦掌管數學理論的事物。因此也可能有關係吧！

不過市售的鞋子，並沒有左右大小不同的鞋子。

在東京某家百貨公司，試驗性的在九五年一月推出左右鞋子距離有〇・二五公分差距，可以分別購買的鞋子，結果非常地暢銷，成為定銷商品擺在鞋架上。

但是，卻因為引起很大的回響，所以不斷努力研究開發。配合消費者的需要，希望在國內能增加一些這種店。

第2章

正確的鍛鍊，溫柔的體貼

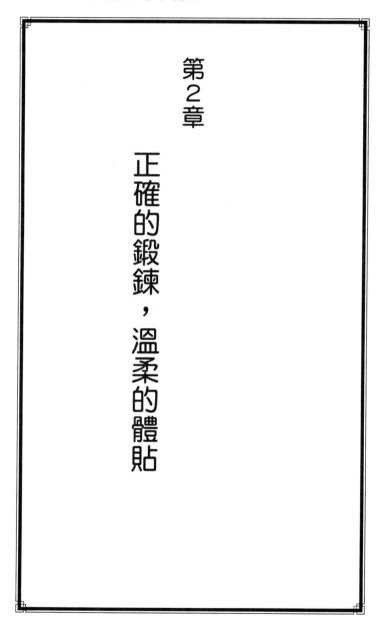

＊人類從腳開始老化

就算心情年輕，但是，不管是誰隨著年齡的增長都會老化。而感受最快的部分，是哪部分呢？

頭髮變細、臉上皺紋加深、肌膚缺乏彈性、報紙看不清楚。拿重物的時候突然聽到骨骼發出「啪」的聲音……這都是老化的象徵，事實上全身老化是從腳開始的。

防止老化最好的方法，就是走路。要防止肥胖到健身房去、忍耐想吃的東西拼命減肥，還不如走路比較划算，而且迅速有效。

最近中、高年齡層為主，在各地成立了「走路會」這種同好會。

為了身體和腳的健康著想，希望各位多走路。

但是，不光只是走路而已。如果一邊瀏覽櫥窗裡面的東西，一邊散步的話，即使走幾小時或是走幾公里，都不是健康法。

這是因為在人體內，如果不是來自腦的命令活動的肌肉（隨意肌）或器官，不使用腦的命令使其活動的話，就會迅速衰退。

來考慮復健的問題，就會了解這一點了。在完全無意識的時候，即使仔細地按摩卻沒有感覺。在復健中最重要的就是，患者必須自己活動沒有辦法動彈的手腳，要具有這種主動意識才行。即使有優秀的理療師陪同，進行完美的按摩，可是別人為你做，根本毫無意義。

因此，罹患五十肩、肩膀酸痛、腰痛、腱鞘炎時，醫師會開維他命劑、注射特效藥或者是利用針灸、指壓按摩的方式來治療。但是，自己多活動一些反而有效。

不要覺得「好痛啊！好痛啊！好痛苦啊！」而不動，一直待在那兒，要藉著韻律體操充分活動，慢慢的在自己不會勉強的範圍內活動。如果覺得跳韻律體操很辛苦的話，那麼可以將手臂往上抬，或者是轉動肩膀慢慢的活動。利用頭的重量慢慢的轉動頸部，比別人為你捶背更有效。

走路也必須要自己下意識地認為「為了健康著想要多走路」來進行。而這個命令就會由腦傳達到手腳的肌肉。

正確的走路方法，第一步就是「下意識多走路」。

下意識多走路，不只為肌肉著想，同時也能培養頭的反射神經。持續實行以後，即使不必下意識的進行，也會自然的正確活動腳。例如在遠足時，一邊可以欣賞景色之美，同時身心也能夠得到放鬆的效果。

＊住在都會會損害腰嗎？

鄉下是自然豐饒之地，偶爾到了都市以後，很多人都會足腰疲倦。人太多，大家都急急忙忙的走路，或是交通工具太過複雜等等理由很多。不過，最近足腰受損的最大理由就是地面所造成的原因。

不只是大都市，一般都市街道都鋪著水泥地，或者是柏油。地下街等則鋪著人工大理石或是磁磚。在大廈中，則鋪著塑膠等硬的化學纖維。

這種硬的地面，對於腳、膝、腰造成很大的衝擊。

隨著國內都會化，在還殘留著濃厚自然色彩的地區，還是有很多柔軟的泥土地可以走路。沙地或是草原等，也是容易行走的地面。因此，從這些地方到只有硬質地面的大都市去，當然足腰會非常地疲累。

相反的，在水泥叢林中成長，體力顯著減退的都市兒童，有機會到鄉村去走走，或者是徒步遠足時，讓他走在泥土路或者是有樹根和石頭凹凸的山道時，就算是十五、六公里，也能夠很有元氣的走完。

帶著生長在大都市的孩子們去露營，讓孩子們選擇「喜歡平坦的道路，還是有爬坡的山道」，大多數的孩子，都會選擇平坦的柏油路，但是，有過走自然路面經驗的孩子們，一定會選擇山道。走完之後，很有元氣、活蹦亂跳，回來的時候先準備飲食的是山路派。而柏油路派，隨便走一走就會覺得非常地累，而在那兒不斷地揉搓著腳。

因此，如果要走路的話，最好到附近的廣大的公園，走在泥土地面上，對足腰比較好。如果能夠踩在落葉上，或是柔軟沙地上，當然也不錯！

＊走路方式是否錯誤？

從孩提時代開始一直走路，當然走路的方式很正確囉……也許你會這麼認為，但是不要等閒視之，因為，有很多人的走路方式都是錯誤的。

不是普通的走路，如果想要健康走路的話，腳跟要牢牢地踏在地面上，體重由腳跟移到腳的外側，從外側移動到內側的體重，從第五趾開始依序各自移動腳趾的趾指節關節，最後用拇趾的跟部踢地。這才是健康的走路方式，但是隨著老化、肌肉衰退，這種走路方式逐漸無效，通常都會從腳尖先著地。如此一來就容易跌倒。

隨著年齡的增長，肯定會絆到踢踢米邊緣，或者是家中的門檻而跌倒，很容易受重傷。既然光著腳都會如此，那麼穿著鞋子在外面走路時，就必須更要注意了。現在有的孩子只能夠穿某家公司的鞋子，但是小心謹慎，有時也容易骨折。請參考第六、七章的選鞋方法，穿著符合年齡和腳的鞋子，儘量走路吧！

此外，與歐美人相比，國人的走路方式大多彎腰駝背曲膝、下顎突出、內八字。步幅較窄，走起路來看起來急急忙忙的。歐美人會用力揮動手臂、大跨步，用適當的速度來走路。看以前的電影，少女們為了像淑女一樣，會在頭上頂著厚厚的書，練習筆直朝前走。挺直背肌，頭不會搖擺，才是美麗的走路方式。

國人一定要挺直膝後方與背肌、收下顎、手臂大幅度擺動，才能夠走出美麗的姿勢。

＊這些走路方式會引起疾病

走路的方式錯誤，不僅外觀難看，同時也會引起疾病。錯誤的走路方式容易引起的疾病如下：

①膝蓋朝外走路

慢慢走路也會覺得疲倦，是腰痛的原因。而且持續前屈狀態，會壓迫胃，減弱胃腸功能。O型腳的人，鞋底外側容易磨損，而這一點也會助長膝蓋朝外走路的姿勢。雙腳併攏站立，臀部想上抬時，膝和大腿緊縮，雙腳緊貼在一起，每天進行二十分鐘這種訓練，就能夠治好O型腳。

②駝背走路

膝彎曲不僅看起來難看，同時也是肩膀酸痛、腰痛、神經痛的原因。做上身的屈身運動，或者是走路時，看著映在大玻璃窗內自己的樣子，下意識的治療駝背吧！

③腳尖朝內走路

這是類似日本女性的走法，但是我不建議各位這麼做。

X型腳的人較多見，且長年採用這種走路方式，腳趾和跟腱就無法充分使用，血液循環不順暢，很容易磨破皮、長繭或罹患手腳冰冷症。

④搖晃走路

穿高跟鞋的人較多見，是頭朝上下左右搖晃的走路方式。當然對於腳、膝、背骨會造成其他的負擔，精神也不穩定。

＊步行姿勢的檢查重點

也許不知道自己的走路方式到底是什麼樣子。如果在街上有大的櫥窗的話，可以看映在櫥窗內自己的走路姿勢，檢查以下的要點。為了你的健康著想，絕對不要難為情。

①看著側面（一邊走路也可以），背肌是否挺直？
②就是單腳往後拉，是否也能保持頭挺直、收下顎的狀態呢？
③挺直背肌，是否能夠挺胸、收小腹走路呢？
④是否很有節奏，頭和身體沒有搖晃呢？

⑤是否能筆直的往前走呢？

＊何謂正確的走路方式

首先，一定要意識到健康行走。腦會對主要的肌肉下達「走路吧！」的命令而實際開始走路。但是，正確的走路方式，到底是何種方式呢？

①有節奏快步急走

比平常的速度稍快，走二十分鐘的話，就能夠輕微流汗的速度，是最好的。速度的標準如下。

普通……八十公尺／分
快步……九十～一〇〇公尺／分
急步……一〇〇～一二〇公尺／分
競走……一六〇公尺／分

中、高年齡沒有體力的人，開始走路的時侯，利用快步的速度，一、二月以後漸漸的習慣，再利用急步的速度來走就可以了。健康法的速度界限是一二〇公尺／

分。

②步幅拉大

步幅太小的話，即使走同樣的距離，步數會增加，對於腳的負擔更多，容易疲倦。走路時，大的步幅比較好。

如果快步走的話，步幅自然就會拉大。步幅拉大時，很自然地在踏出腳時腳跟著地，這時腳底和地面角度成四十五度，而且能夠好好的踢地面。這個走路方式才是正確的。

也就是說，能夠刺激腳底和腳底心，使全身肌肉活性化。步幅拉大時，股關節、膝關節的負荷增大，能夠強化其周圍的肌肉。跟腱的伸展、進行腳趾的大屈伸運動，促進血液循環。

③不要扭腰

大步走的時候，腰容易向左右擺動。注意腰不要向左右擺動。腰擺動時，會損害腰和膝。

④挺直背肌，手臂大力揮動

要挺直背肌，感覺好像頭被拉到上方似的。挺直背肌，手用力朝後大幅揮動來走路，能夠使氣力充實，做任何事情都有積極的態度，對於精神衛生上而言，也是非常好的狀態。

⑤走柔軟地面

但是，並不是說走在任何地方，都具有同樣的效果。在都市可能很難辦到，不過，最好是走在沙地、草原、泥土等柔軟的地面上。走在硬的柏油路面上，會使腳底的肌肉緊張，自然的道路表面有凹凸的變化、具有彈性，能夠使肌肉適度放鬆。如果在安全的沙地光著腳走，對於健康真的很好。

找尋附近的大公園、健康步道等，盡可能以接近自然狀態的道路來走路。

此外，現代人較多的高血壓、心臟病、糖尿病、高脂血症等的治療，醫師除了食物療法、藥劑的投與之外，一定會建議患者「走路」。根據各種資料顯示，這麼嚴重的疾病，與其從事慢跑或者是重量訓練等運動，還不如每天持續走路有效。

正確的走路能夠減輕體重，使整個身體的機能活性化，也能夠緩和中、高年齡層較多的膝痛、腰痛等。

＊標準是一天一萬步

一天到底走多少步對健康才比較好呢？

看生病檢查和成人病檢查結果，如果醫師建議「要多走路哦！」就要以正確的走路方式，感覺稍微流汗的程度一天走一萬步，至多走四十分鐘。在平常生活當中，走路的話可以走一小時，如果下意識要散步的話，可以再加上四十分鐘。

那麼我們日常生活中，到底走幾步呢？

國人一天平均走四．五公里，步數為六千步，而從事辦公桌工作、自己開車上班的人，或者是司機、很少外出的主婦們，一天可能只走一千步。而公司的重要幹部經常都是由別人用車子接接送送的人，根本就很少走路。

這樣子絕對會造成運動量不足。廢用性萎縮會使腳漸漸地衰弱。腳力衰弱狀態下，到了休假日突然打高爾夫球或打網球、爬山，當然對於腳、對於身體而言都不好。成人一天所需要的運動量為三百大卡的熱量。為了消耗掉這些熱量，一定要快步走一萬步。每天早上，若能夠在公園裡面走四十分鐘當然很好，可是對於忙碌的都市人而言，似乎不太可能。

大都市的話，可以在目的地的前三站下車走路。而在大樓當中，如果到五樓為止的話，也不要搭乘電梯，最好利用樓梯，增加運動量。

必須注意的就是，以往很少運動的人，不可以太過積極從事運動，某一天突然以分速一二〇公尺的速度，揮動手臂走四十分鐘。尤其是心臟病、腰痛、糖尿病患者，一定要和醫師商量，毫不勉強的開始走路。

任何事情過猶不及，即使是對身體很好的走路，太過於勉強，不僅無法保持腳的健康，也會損害膝和腰，毀壞身體。

＊穿適合走路的鞋子

當然，開始走路的時侯，一定要檢查鞋子。自覺到運動不足的人，所穿的鞋子，大都是不適合走路的鞋子。如果穿這種鞋子開始走路的話，腳會受損、容易疲倦，無法持續走路。好不容易要走路，結果只好招手叫計程車，或者是站在車站等公車了。要持續舒適地走路，首先必須要治好長繭或者是雞眼等疾病，請參考第六、七章，從選擇適合自己腳的、緩衝性良好的輕鞋開始吧！

看在城市裡走路的人的腳，經常看到他們穿的是慢跑鞋。但是，為健康著想要走路時，選擇職業選手用的慢跑鞋，反而對腳不好，要穿適合走路的鞋子，輕鬆地走路。

＊和朋友一起走的時侯

當然，腳和身體的情況因人而異，各有不同。為了健康而走路的話，當然要按照自己的步調，毫不勉強的來走路。

但是，自己一個人很難持續的話，就會參加「健行會」等而和同伴一起走路，較容易持續下去。有同伴的話，不僅在附近的公園，在氣候較好的季節裡，也可以走到遠一點的地方，到附近的山上去遠足，或者是享受森林浴，使自己放鬆，感覺快樂。

團體走路時，最重要的一點，就是要以最容易疲勞的人為基準，絕對不要勉強。休息是在感覺到腳和小腿肚疼痛之前，就必須要休息。但是，不是一下子就坐下休息，而是要先做屈伸運動，用手扶著樹幹，從跟腱到足脛做伸展運動，做一些簡單的伸展體操，具有復原的效果。

＊勉強慢跑會造成反效果

對體力有自信的年輕時，經常做運動的人，也許認為每天走四十分鐘太輕而易舉了，反而希望能夠在休假日慢跑，認為這樣是比較方便的方法，可是這是錯誤的想法。

安全有效的好的運動強度，是最大心跳數的百分之五十～七十。超過這個數字的話，會不停的喘息，覺得心臟好像從口中跳出似地非常痛苦。這不但不是運動效果，反而會造成反效果。甚至會引起心臟麻痺，非常地危險。請參考以下的數字。

年齡與行走時的心跳次數關係

二十歲層　一二五～一五〇次／分
三十歲層　一二〇～一四五次／分
四十歲層　一一五～一四〇次／分

五十歲層　一一〇～一三五次／分

六十歲層　一一〇～一二五次／分

這數字當然是指睡眠充足、好好的用餐，呈健康狀態的人。如果罹患疾病，或是有慢性疾病的人、長年過著運動不足生活的人，心跳次數要再減少一些。

氣力和體力不盡相同。年輕時鍛鍊的體力，也不能夠勉強而為。

前奧運選手或者是職棒選手等人，在年輕時做激烈的運動，過度使用身體，比同年齡的普通人而言，骨骼等的老化非常地劇烈。就好像老舊的汽車，經常擺在車庫裡，反而更容易受損一樣。可是，如果突然讓引擎運轉，全速衝刺的話，一定會弄壞汽車。人類的身體也是同樣的，隨著年齡的增長，一定要體貼自己的身體，要毫不勉強的活動。

而加諸於腳跟的力量，在快步走時為體重的一・五倍，慢跑時為二倍，如果是跳著著地的話，會承受六倍的力量。尤其是在柏油道路上運動，如果沒有穿著緩衝性較高的鞋子的話，會損害腳踝、膝和腰。

＊游泳保持青春

游泳是全身運動，不只為了腳，對任何人而言都是值得進行的運動。

在水中不使用腳沒有辦法游泳，一定要使用腳。並不需要什麼特別的游泳方法，只要以普通的方式游泳，就可以了。

有些醫師認為蝶式和蛙式對腰部好，不只是游泳，任何運動突然劇烈地進行，都會損害身體。打高爾夫球或是打網球，用力揮拍或揮桿，對於身體當然也不好。因此，不要一下子衝到游泳池裡面去，好像比賽游泳似的，拼命的游蝶式，不管是誰，這麼做都會損害腰。一定要先做充分準備的運動，然後再進入水中，按照自己喜歡的方式，毫不勉強地游泳即可。

而蝶式是在游泳當中，最需要使用腰部肌肉的游泳方式。而正確的蝶式，可以鍛鍊腰部的肌肉。此外，腰和腳的神經相連，對於腳的健康也有非常好的效果。

我自己就很喜歡游泳，除此之外並沒有做什麼運動，有時間的話，就會到游泳池去游泳。不必像打高爾夫球或網球要找尋同伴，也不須要花太多的時間。游泳只要帶件游泳褲，自己一個人就可以去游泳，可以配合自己的時間做運動。藉著游泳之賜能夠保持青春。

＊水中走路非常有效

不懂游泳的人，只要在水中走路就足夠了。為了腳的健康著想，在水中活動腳非常地好。此外，足腰受損的人、肥胖的人，走路或慢跑反而會對身體造成負擔。這時在水中走路，就能夠鍛鍊衰弱的足腰。因為在水中浮力能發揮作用，體重非常地輕，就能夠減少對足腰的負擔。但是，因有水的抵抗，所以展現的運動效果，比陸上運動更佳。

準備運動，則是先做揉腳的運動，然後再進入水中，走到水深到達胸部的地方。當然，也可以一邊休息一邊進行，每天走五百公尺。

水中走路的方法如下：

①雙腳牢牢地踩在地面，抵擋水的阻力，腳跟開始穩穩地踩在池底，下意識的踢，稍微大跨步地走路，用手撥水慢慢地走路，絕對不可以輕跳的方式來走路。

②習慣以後，手朝左右大幅度張開，浮在那兒，只用腳走路。
③能夠輕鬆走路以後，可以向後、向側面交叉走路。
④利用交叉走路取得平衡以後，朝向側面，腳大幅度地張開移動，慢慢地進行側踏步。

只要做這個簡單的運動，對於腳和身體的健康而言，就非常好了。

＊利用樓梯做訓練

除了普通生活以外，為了健康著想，一天沒有辦法走四十分鐘、沒有辦法走一萬步，而且也沒有辦法定期到游泳池去的上班族，也不可以怠忽腳的訓練。

方法就是，可以有效利用在都市中到處可見的樓梯，在往上的時候使用樓梯，能夠強化心臟和肺的機能。與走路相比，效果增加五倍。此外，住在上坡的人，或者是住在沒有電梯三、四樓之大樓中的人，根據資料顯示，去看醫生的機率也比較少。

還有每天上班使用的車站。要換車的時候，可能必須要爬四、五道樓梯。此外，公司、自宅也大都是高樓大廈，多花點時間，不使用電梯或是手扶梯，靠自己的腳上下樓梯，就能輕鬆地鍛鍊腳。

這麼簡單的事情，就能預防老化，提升工作效率，趕緊利用樓梯吧！

＊未雨綢繆

已經是四十年前的事情了，但是對我而言印象深刻，所以為各位介紹一下。

一九五七年，布蘭德會長在美國整形外科學會演講。

他是非常著名的整形外科醫師，在他一生當中，最得意的學問業績的演講題目就是「不要放下手杖」。基於自己有很多手術的豐富症例，而發表手術後使用手杖的人與不使用的人之間的差距。當時，整形外科手術醫師都會互相比較「我施行手術以後，幾天內就不需要使用手杖，即能走路了。」認為這才是好的成績。但是，布蘭德會長在演講時卻說：「這是不對的，老化是人類不可避免的現象，所以動過手術的患者，要一直拿著手杖，保護手術的部位。」

人靠雙腳站立與靠單腳站立時，加諸於股關節的力量，到底有何差距呢？一般

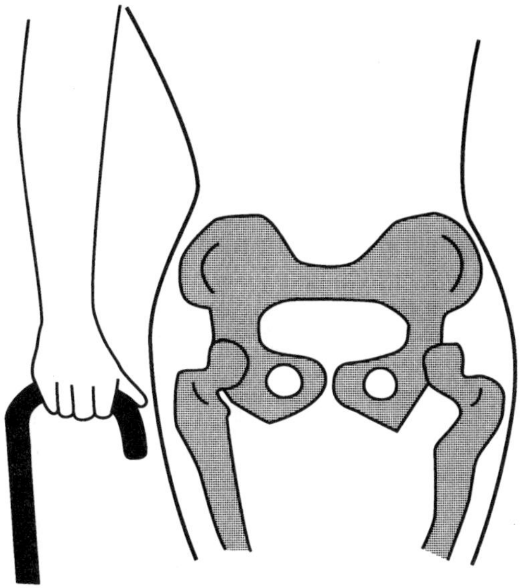

使用手杖時股關節承受的力量減少的情形

加諸手杖的重量	加諸股關節的重量
0 kg	174.79 kg
9.08 kg	99.88 kg
14.98 kg	51.30 kg
17.25 kg	29.96 kg

人的想法可能是兩倍，但不是如此，這時槓桿原理發揮作用，為二次方也就是四倍的力量。因此，使用手杖的話，不好的腳只會承受四分之一的力量。

使用手杖會形成三腳狀態，但是卻能使身體穩定的行走。過了中年以後，體重會漸漸的增加，而支撐體重的腳的骨骼和肌肉老化，變得脆弱，稍微絆到就容易跌倒，動不動就容易骨折。一旦股骨頸部骨折出現時，就會形成臥病在床的狀態。

絕對不要說「使用手杖看起來好像老年人一樣，很難看！」要了解「未雨綢繆」的重要性，對於自己的腳沒有自信的病人或是六十歲以上的高齡者，請儘量使用手杖，看起來也很瀟灑。

但是，不能說任何手杖都很好。首先，長度必須是，手臂朝正側面上抬時，長度為胸的中央部到中指為止。而形狀是握柄以T字型或是L字型較好。像倒J字型的傘狀握柄沒有辦法承受體重，我不建議各位使用。

此外，長距離行走時，年輕人也最好拿著手杖。當然，平常特別鍛鍊足腰的人，則另當別論。如果只是利用星期假日遠足，或者是走相當長距離時，要使用手杖。這樣才能夠避免對足腰造成過度的負擔，能夠進行適度的運動。

第三章

聰明的腳健康法

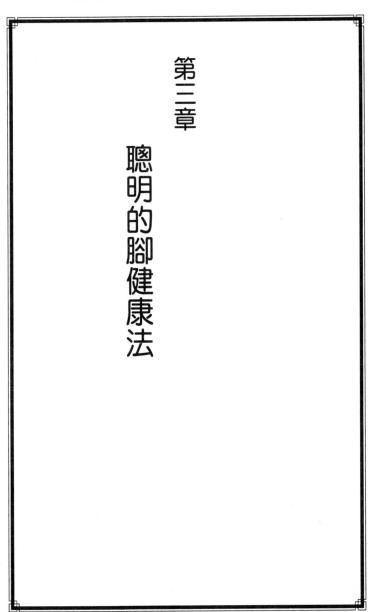

＊檢查腳的健康度

自己的腳到底健康程度如何？老化程度如何？利用以下的測驗來檢查吧！但是，不可以慌慌張張地開始進行，現在膝疼痛或者是有腰痛毛病的人，絕對不可以進行。平常沒有鍛鍊身體的人或是運動不足的人，也不要突然開始進行。即使是二十幾歲的人，如果運動不足，腳力為極端劣化。必須要充分考慮，自己的體力和激力，再進行測驗。

①單腳站立

這是平衡度的測驗。

可以張開眼睛，但是盡可能閉上雙眼，單腳站立。如果腳衰弱的話，會立刻失去平衡而搖晃。看看能站幾秒鐘，來調查腳力。標準五十歲以上為三十秒。

②腳尖站立

這也是平衡度的測驗。

找個階梯，腳尖站立在階梯邊緣。及格的標準是六十秒內都不會搖晃，如果保

①單腳站立

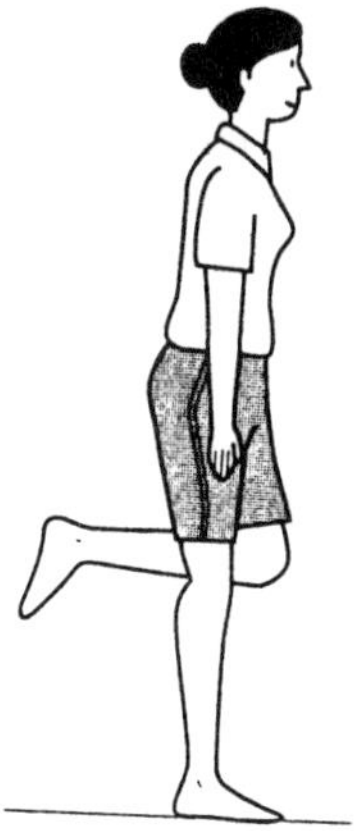

②腳尖站立

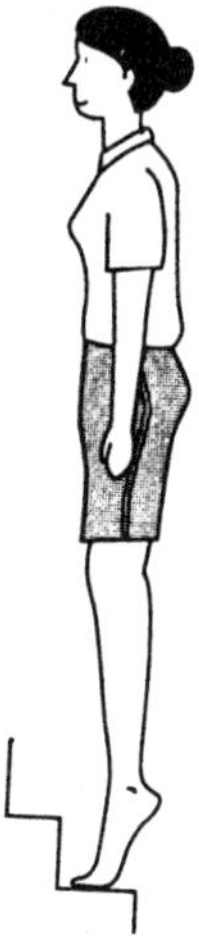

③單腳屈伸

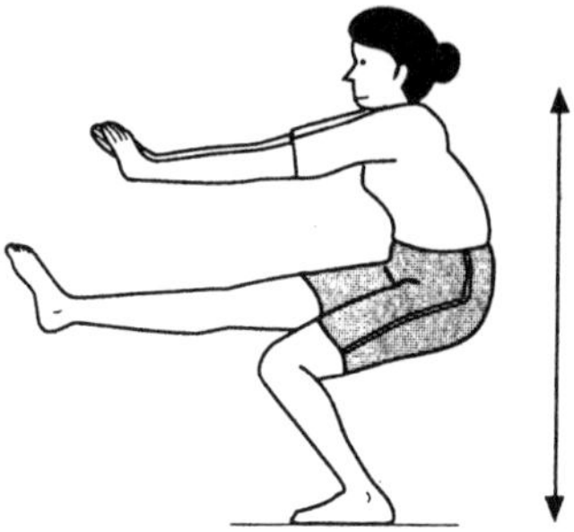

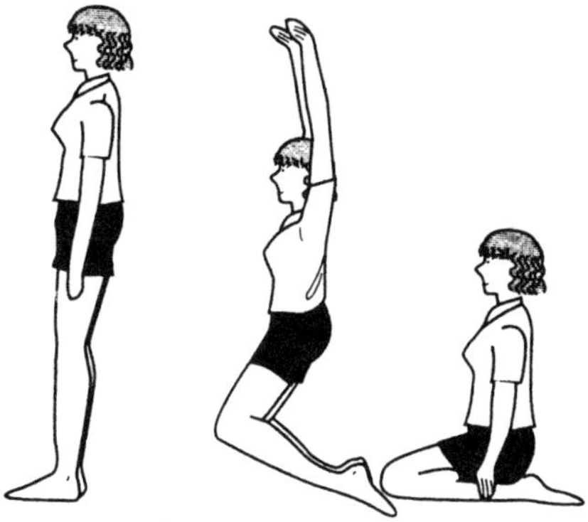

A.當場正坐跳躍

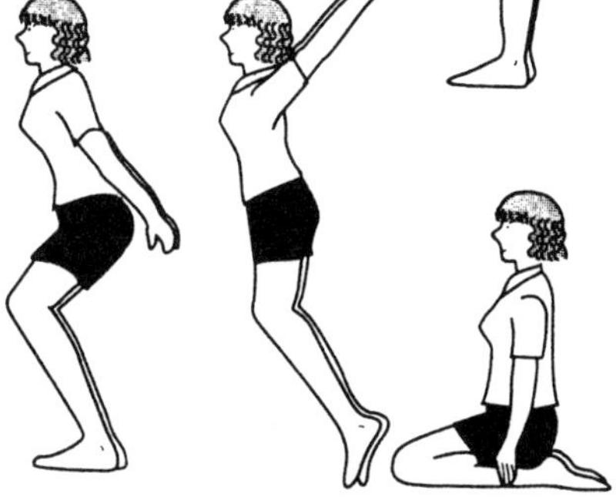

B.前方正坐跳躍

持平衡很困難的話，腳可以稍微張開。

③單腳屈伸

測試腳力和膝屈伸度的測驗。

適合年輕人，如果覺得危險的話，不要勉強進行。要在寬廣的地方進行測驗。雙手往前伸，什麼也不要扶，單腳站立後蹲下做屈伸運動，如果是三十五歲的話，做二十次就及格了。五十歲層的話，如果能做二十次，就表示腳力相當的好。

④正坐跳躍

這是測驗腳的瞬發力，是很困難的測驗，絕對不要勉強進行。平常不以運動鍛鍊的話，做起來很困難。是否能夠辦到，將是二十到三十歲層的區分點。不要勉強，否則會有損害腰的危險性。如果不在相當寬廣的地方進行，可能會跌倒受傷。

A、當場正坐跳躍 從正坐的狀態，雙臂往上揮，藉著反彈力跳躍站起。剛開始時就算站不起來，可是如果能夠曲膝蹲下的姿勢，也算及格。

B、前方正坐跳躍 需要具有相當好的體力，慢慢地站起來，有餘力、有自信的人，以前方五十公分為目標，嘗試前方正坐跳躍法。

⑤反覆側跳

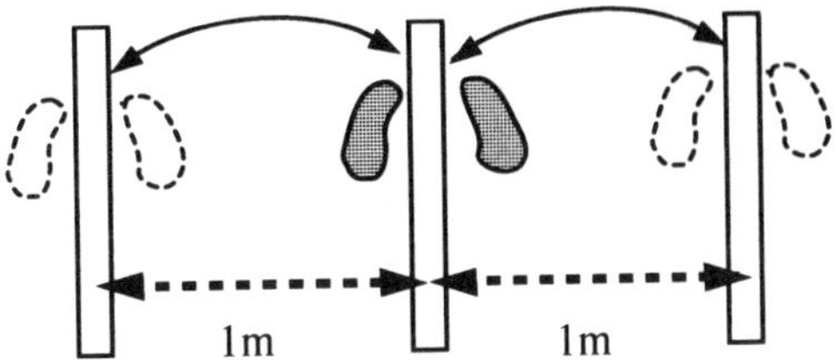

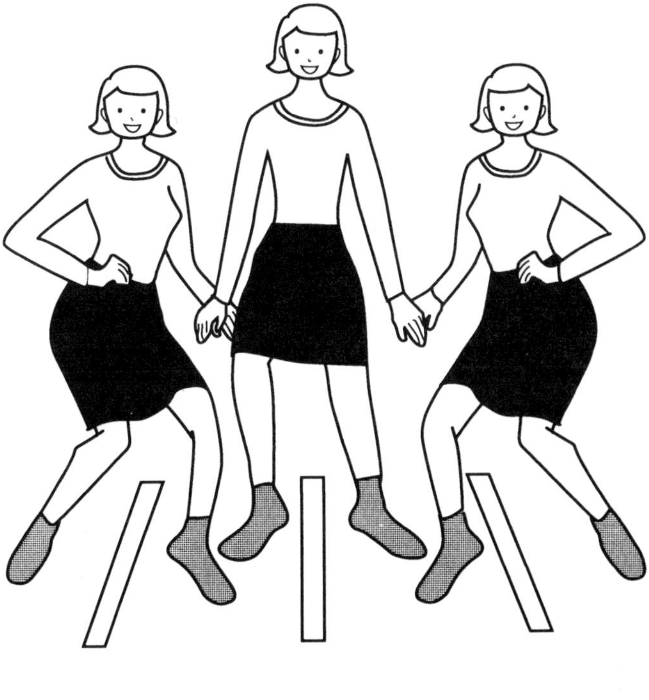

⑤反覆側跳

這是觀察敏捷性的測驗。

在地板（地面）每隔一公尺劃一條線，共劃三條直線。二十秒內朝左右移動，不要踩到線。如果四十歲的話，以做三十五次為目標。

如果反覆側跳，腳尖站立沒有辦法辦到的話，就表示健康度非常地低。最近連小學生，能夠完成這些測驗的小孩也減少了。

＊「清潔」是健康的第一步

促進腳的健康是全身健康與活力的泉源。最好能每天都擁有很有元氣的腳。因此，不要怠忽腳的照顧。

在時代劇中，旅人要到旅館投宿，在進門之前，一邊解除旅裝，一邊由旅館裡的人為他洗腳的場面，經常出現。如果穿草鞋在道路上，沾滿了泥土、灰塵，腳非常地髒，對於腳而言，這是非常好的習慣。

道路設備完善，看起來非常乾淨的我們的鞋子和襪子，事實上並不乾淨。回家

身體各部分附著的細胞群數

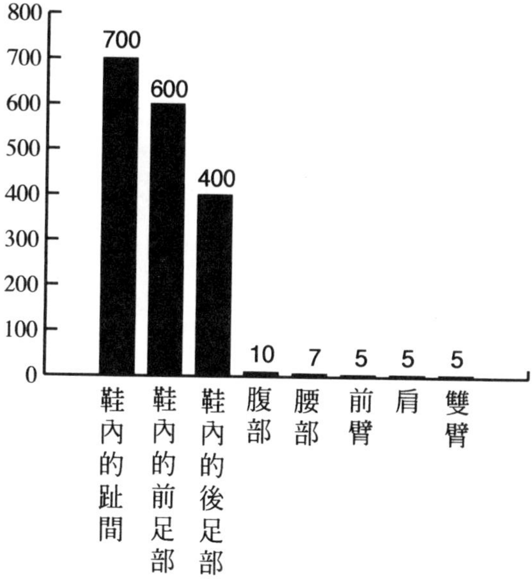

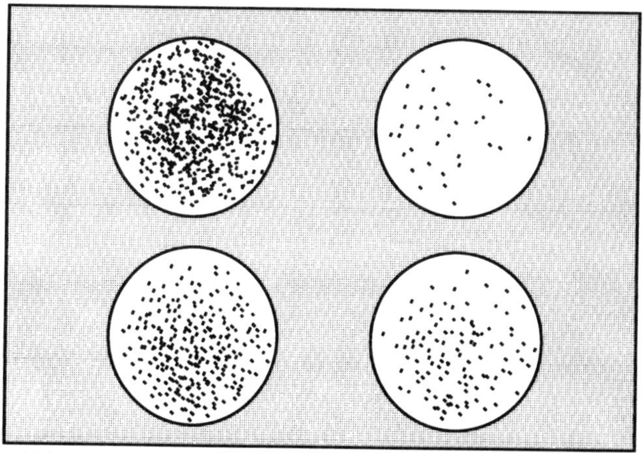

趾縫間（左上）、肩（右上）、襪子外側（左下）、背部（右下）所附著的細菌群

以後，當然你會洗手洗臉，但是一定也要洗腳，為什麼？因為最不乾淨的就是腳。

六十七頁的圖表，是表示身體各部位的不潔度，一目瞭然就可以發現，在鞋子內的腳非常地骯髒。

就在某年的五月，要城南醫院的職員，在開始工作之前，在調查的各部位，貼上一平方公分的滅菌紗布，穿著衣服按照平常的工作八小時。工作結束之後，拿掉紗布，在孵蛋器中培養四十八小時，比較細菌群的數目。

細菌群的數目，從鞋子中取出的紗布，為肩膀的七百倍。也就是說，在最不乾淨狀態下的就是腳。好好的洗腳、使腳輕鬆，是理所當然的事情。

一整天在外面，包在鞋子裡面受到虐待的是腳。所以，在家中盡可能赤腳使其休息。實際上，脫掉鞋子和襪子，相信大家都會覺得心情非常地輕鬆。

＊利用簡單的伸展運動防止老化

腳的健康法，可以一邊看電視，一邊和家人談話，一邊進行，不需要寬廣的場所。只要實行以下的方法就可以了。首先在進行這個運動的時候，一定要光腳進行，

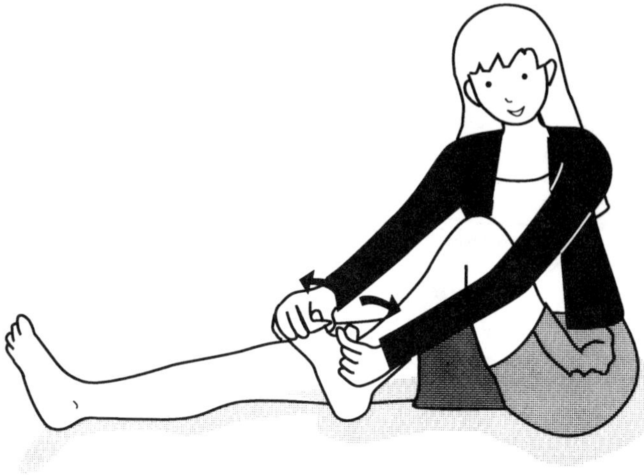

②擴展趾縫的運動

穿著鞋子來進行，會做不好腳脖子的運動。

①前屈

腳底緊貼在地面上，膝完全伸直的狀態下，腰往前倒、伸直跟腱。感覺小腿肚好像被強力拉扯似的。不可以給予反彈力。

②張開趾縫運動

腳趾在鞋子裡面，或者難過了一天。張開腳趾使其放鬆，雙腳交互進行，有時候如果覺得腳趾「疼痛」的話，可以增加次數、仔細照顧。

A、腳趾猜拳　剪刀、石頭、

③腳趾的旋轉運動

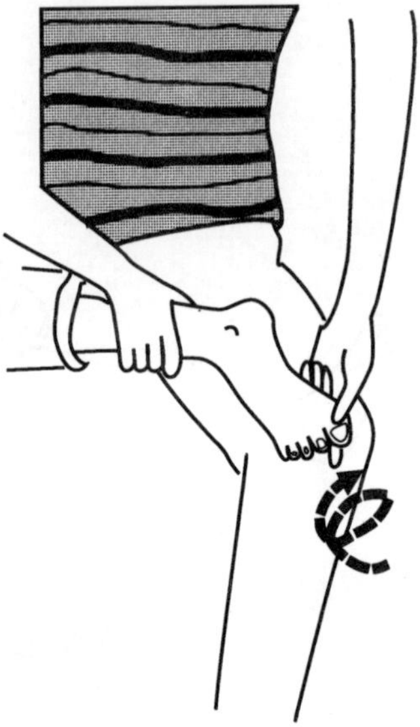

④腳脖子的旋轉運動

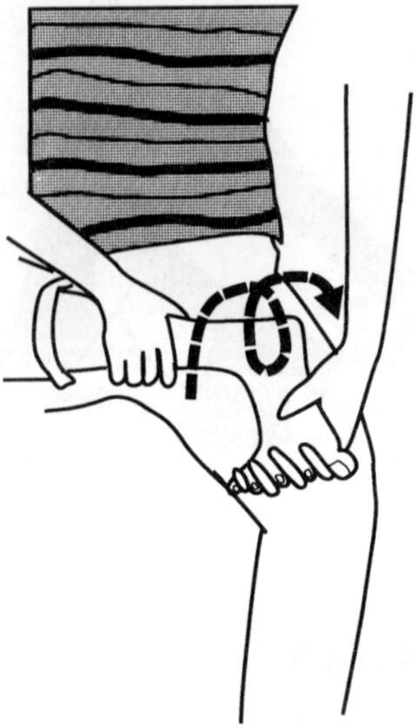

布用腳趾來猜拳。剛開始時，也許做得不好，反覆幾次，就會做得很好了。任何動作都要慢慢地、大幅度地進行。

B、腳趾和手指握手　盤腿坐，單腳置於膝上。手指連根部都插入腳趾縫間，使腳的內側和腳背側往後仰。而空出的手從外側握住，插入指縫間的手指，用力緊握，然後啪地鬆開，當然兩腳都要進行。

開始時，腳趾不張開的話，手指很難深入，會有點痛，要忍耐。要使用雙手慢慢插入，放鬆手指的時候，不要慢慢進行，啪地拔出來，會覺得很舒服。

C、腳趾的前後運動 用左右手指拿著拇趾和第二趾，前後移動各五次。

③腳趾的旋轉運動

從拇趾開始，每一根腳趾都捏著旋轉，各旋轉三十次。這時，從腳趾兩側，用力夾住不斷地旋轉，更有效。

④腳脖子的旋轉運動

按照②的B之要領，手指根部插入腳趾指縫之間。用空出的手牢牢握住腳脖子，利用腳趾的旋轉，使腳脖子各旋轉五次。

⑤撿彈珠

用腳趾撿灑在地上的大小彈珠，做的時候會發現很困難。但是，從大的先開始撿，等到能夠撿起小彈珠，就算及格了。沒有彈珠的話，也可以用短鉛筆來代替。

⑥踩抹布

用腳踩抹布看起來好像是遊戲，事實上卻是很好的運動。

就好像腳上穿著抹布鞋似的，還可以打掃地面，具有一石二鳥的功效。但是，必須注意，不可以滑倒。

⑦翻書

也許很難看，但是用腳趾來翻報紙或雜誌的書頁，是腳趾的好運動。

美國的報紙王威廉・哈斯特，在辦公室一定會光著腳，用腳趾翻報紙或文件。因此，他到了老年，也沒有痴呆的毛病。

在日常生活中，經常使用腳趾，能夠防止腦的老化。

⑧倒退走

平常向前走的我們，可以試著倒退走，但是要確認安全性。剛開始時，也許會無法取得平衡會搖晃，但習慣以後，能夠用和往前走時同樣的速度倒退走，這對於保持平衡感而言非常有效。

*在泡澡的時候照顧腳

泡澡時能夠消除身體的疲勞，達到放鬆的效果。而在洗澡的時候照顧腳，也非常有效。

①泡在浴缸裡轉動腳脖子。

②充分注意不要滑倒，腳尖站立進行膝的屈伸運動。

③正坐挺直背肌。

這些簡單的動作，就能夠去除小腿肚和腳的緊張，使血液循環順暢，去除腰和背部的疲憊。

此外，因為營業而一整天在外走動，或者是遠足和運動過後，腳非常疲倦的時候，可以進行溫冷淋浴的方式，使腳放鬆。首先，從距離心臟最遠的腳底開始。朝向大腿根部，依序淋浴。剛開始時，一定要淋熱水，然後第二次淋冷水。能夠促進血液循環、去除疲勞。

此外，按摩時從腳趾先開始。腳是第二心臟，具有使全身血液循環的重要唧筒作用。當唧筒機能減退時，就要趕緊維修，使其充分運轉。因為，是距離心臟最遠的末端系血管，因此要使血液停滯，老廢物積存的靜脈血回到心臟，要從前端開始，慢慢朝上方移動，才是有效的按摩祕訣。

＊利用溫冷浴消除「手腳冰冷症」

女性較多人罹患的手腳冰冷症，原因是血液循環不良，必要加以治療才行。穿著厚襪子或者是在冷氣太強的房間裡蓋個毛毯等，即使花這些工夫，可是腳趾像冰一樣的冷，很多人會睡不著。這種痛苦的症狀，就算無法立刻根治，但是只要使腳溫熱，促進血液循環，就能夠減輕痛苦的症狀。

準備兩個大的水桶，能夠將腳脖子浸泡在裡面，一邊放四十～五十℃的熱水，另外一邊放十五℃的冷水。熱水立刻就冷了，因此，準備大的熱水瓶，隨時可以加熱水。坐在椅子上，腳泡在熱水中十分鐘。

扭轉腳脖子、活動腳趾，然後將腳泡在冷水中一～二分鐘，反覆二、三次，結束以後，用乾毛巾擦拭乾。比起按摩腳趾或腳底更有效。

＊利用腳底刺激防止痴呆

經常刺激腳底的人，即使是高齡者，也不會痴呆。人隨著年齡的增長會老化，但是如果能夠巧妙地刺激腳底，就能夠緩和老化的進行。

刺激腳底的主要效果如下：

①能促進血液循環。尤其能使靜脈血流順暢。去除浮腫、瘀血、新陳代謝順暢。

②治療腳、腳趾的變形。

③使僵硬的關節柔軟。

④提高內分泌機能、預防老廢物的蓄積。

⑤保特正常的反射神經。

基於以上效果，如果感覺到肩膀酸痛、胃弱、頭痛、倦怠感時，就算不接受醫生的診察，也大都能夠痊癒。

＊腳要尋求刺激嗎？

給予腳好的刺激對身體非常地好。事實上，揉捏腳底會覺得很舒服，到底原因何在呢？

刺激腳底時，刺激傳達到頭，腦中的荷爾蒙分泌刺激腦下垂體。腦下垂體活性化之後，就會分泌β內啡肽物質。

β內啡肽對人體而言，是能夠感覺快感的物質。這是經由最近醫學研究而得知的事實。

當腦下垂體活動活性化時，也能夠分泌降腎上腺素荷爾蒙，這是使血管收縮的荷爾蒙。通常在生氣、緊張、興奮時會出現。

由於對人類情緒造成影響的二種荷爾蒙分泌順暢，就能夠使情緒得到平衡、得到快感。

＊布滿「穴道」的腳底

東方醫學有經絡的想法，認為在某處的穴道對於某些症狀有效。針灸術在距今二千年前誕生於中國。東方醫學基於古代中國哲學、陰陽道及五行思想，認為為了使人類內臟能夠發揮正常作用，具有能量通過的道路存在。這個能量就是「氣血」，通過的道路就是「經絡」，經絡上的重要點就是「經穴」，經穴就是穴道。

所以，一般廣泛稱呼的穴道治療，事實上，含有中國二千年的智慧。

穴道能刺激自律神經，所以能夠巧妙使用的話，就能提高自然治癒率，使人類的生命維持機能亢進。

但是，我們不是穴道的專家。到底何處的穴道對於哪一種疾病有效，有很多詳細解說的書籍。可是，穴道治療本場中國針灸的專家也認為穴道的位置稍有差距。

可是在腳底的確有很多對身體好的穴道存在。不要一一地細想穴道的所在，只要給予整個腳底好的刺激就夠了。

不必到專門的針灸醫院去，自己也可以進行腳底的穴道刺激法。

首先按壓腳底心，大家都會覺得很舒服。用手指按壓，或者是用手按摩都可以，或是用拳頭敲打、用木錘敲打也可以。

在辦公室裡，也可以簡單地刺激穴道。經常坐辦公桌的人，在工作中脫掉鞋子，盡可能連襪子都脫掉光著腳，利用桌子下面的橫樑摩擦腳底，就會覺得很舒服，也能夠振奮精神工作。我就在桌底下面放一個大算盤，光著腳用腳底滾動算盤珠子，在論文的截稿時期，真的能夠在工作上提高效率。

此外，空服員工作之後，將帶有螺旋狀突起的棒子放在腳上滾動，也能夠消除腳的疲勞。

＊五分鐘按摩

刺激腳底的方法非常簡單。

這裡所介紹的一次要全部做完，非常地辛苦，所以只要每天花五分鐘按摩或是敲打，就能夠迅速消除倦怠感和浮腫。事實上，不要光是依賴運動或者是遠足之後按摩，走路機會較少的人每天都要按摩。

一個人能夠進行的方法如下：

①摩擦雙腳腳底

②用拳頭敲打腳底

單腳輕輕用拳頭敲打腳底心一百次。

③用牙籤搓

準備十隻牙籤，用橡皮筋紮成一束。在覺得舒服的部分，按壓三秒鐘然後放開，也可以用髮夾代替。

④泡澡時用刷子刷

⑤踩青竹

一天進行五分鐘，每天持續進行。剛開始時，會感覺有點疼痛，但習慣以後覺得腳溫熱，能夠自覺到血液循環順暢。

⑥滾高爾夫球

坐在椅子上，赤腳用腳底滾高爾夫球。

⑦日光浴

讓腳底享受二十～三十分鐘的日光浴。

⑧活用吹風機的溫冷浴

注意到避免燙傷，溫風和冷風各持續三十秒鐘吹腳底。

⑨愛用木屐、草鞋法

在高溫多濕的國家，草鞋和木屐是最適合腳的鞋子。但是，除了特別職業以外，就算是愛好家，也不能夠穿著草鞋或木屐去上班。在休假日穿著草鞋或木屐，到附近去走走比較好。要用拇趾和第二腳趾夾住木屐帶，因此，能夠刺激穴道強化腳，提高內臟機能。

⑩腳踩衣服

在四、五十年前，還要在屋外洗衣服，像大的床單必須要用腳踩的方式來清洗。已經很久沒有看到這種洗衣的光景了。但是，腳踩衣服的確是很好的腳底刺激。

一九九五年十二月十九日的朝日新聞，記載腳踩洗衣對健康很好的主婦投書。內容深得我心。

因為洗衣機故障，不得已在浴室用腳踩洗衣的方式，結果尿失禁、腰痛、低血壓的症狀好轉，腳底光滑。在浴室洗衣，剩下的水也能有效的使用，打掃浴室，洗劑和水的用量都減少了。不只腳健康，對於地球環境也非常地好。但是，泡澡後的浴室非常地危險，一定要注意，不要滑倒。

如果有孫子、丈夫或妻子陪同在身邊時，可以趴在那兒，請他們為你踩腳底。腳跟朝外呈八字型張開，讓對方的腳底心，和你的腳底心貼合，慢慢地踩。如果腳的大小相同的話，則對方的指尖可以碰到腳脖子更有效。

比起自己一人按摩而言，會覺得很舒服，尤其胃腸不適時，這種方法能夠使你覺得很舒服。此外，一邊做一邊聊天，也能夠度過快樂的時光。

＊腳是感覺器官

腳不光只是站立或走路的器官而已，對人類而言是重要的感覺器官之一。用手接觸物體的硬度和溫度而得到感覺，腳則會藉著站立和走路，來刺激腳底。配合刺激的命令由腦傳到全身。這種理所當然的構造，到目前為止，醫師卻加以忽略了。

例如剛出生的嬰兒，會自由伸展手腳，不斷地揮舞著。這種運動能夠活動四肢，使肌肉收縮緊張。這個刺激會傳達到頭，成為一種體操。

看到幼兒的這種運動，不要認為這是毫無意義的動作。為了使腦活性化，以及使人類的運動機能亢進，這是非常合理的運動。而長大成人以後，也必須要評估這種運動的價值。

以解剖學的觀點來看，腳的神經與腰椎具有如八十二頁圖所示的關係。

也就是說，腳的神經是由第四腰椎、第五腰椎、第一骶骨，三處所生出的脊髓神經枝。（參照八十二頁的圖）

脊髓神經與腳神經的關係

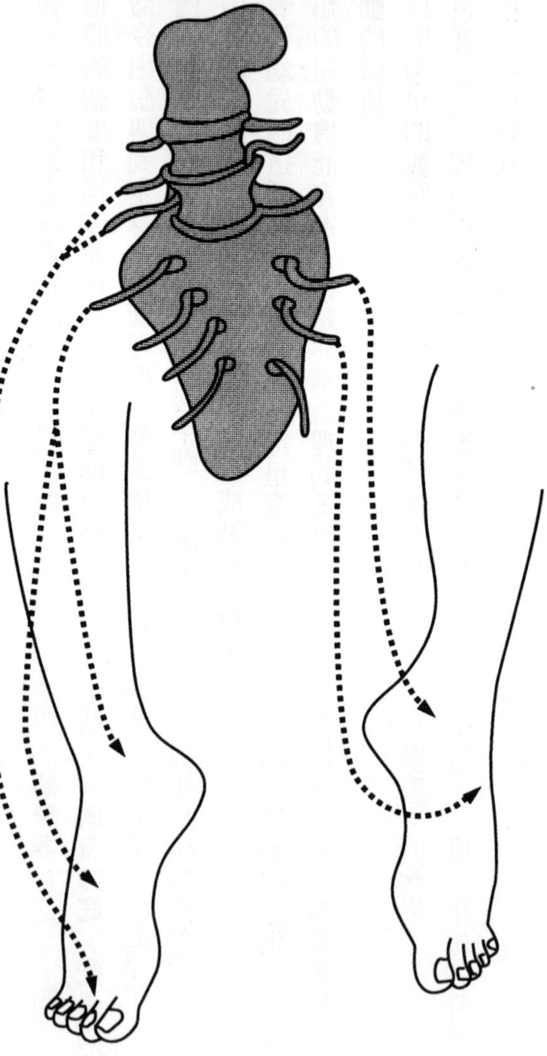

因此，整形外科醫師診察有腰痛的患者時，一定會先診察腳。首先將腳趾向後仰，用力調查左右肌肉的強度，其次調查腳趾是否發麻。

這時，拇趾發麻或是疼痛的話，則第四腰椎或者是第二趾到第五趾的腳趾根部異常的話，則第五腰椎會產生變化，這樣就可以做出大致的推測了。

也就是說，指壓腳底給予好的刺激，能夠從腰到腦，從腦到全身，傳達刺激，使全身活性化。

＊立刻消除疲勞的更新法

在感覺「腳好累呀！」的時候，可以利用這個方法，迅速更新。

①仰躺，腳上抬比腰更高四十~五十公分，也可以墊折疊的坐墊或者是電話本等。

②進行溫冷浴，這時腳脖子在水桶中旋轉，不要忘記做張開腳趾的運動。

③利用淋浴的方式進行溫冷浴。

④仰躺、抬腰、雙手支撐腰部，雙腳在空中旋轉做騎腳踏車的運動。

由於腳抬高到比心臟更高的位置，所以能夠促進血液循環。但是，高血壓、有心臟疾病的人或是生理期中的女性要避免。

⑤仰躺，雙腳交互靜靜做上下運動。不要做得太快，能夠使用腹肌持續二十次～四十次，能夠有效鍛鍊股四頭肌。

⑥俯臥、曲膝，用腳跟做敲打臀部的運動，膝與腳脖子充分伸直，去除硬度。能夠消除多餘的脂肪，腹部肌肉緊繃，腰圍收縮，一邊看電視一邊做，非常地輕鬆，而且是有效的運動。

⑦坐在地上，腳踝拉向前方，腳底互相貼合。將腳底拉向身邊，使用手使膝貼近地面。

這運動能骨關節柔軟，去除全身的疲勞，剛開始時覺得很困難，每天持續進行，膝就能夠完全貼在地面上。不知不覺當中，全身的倦怠感也消失了。

⑧伸直跟腱運動。

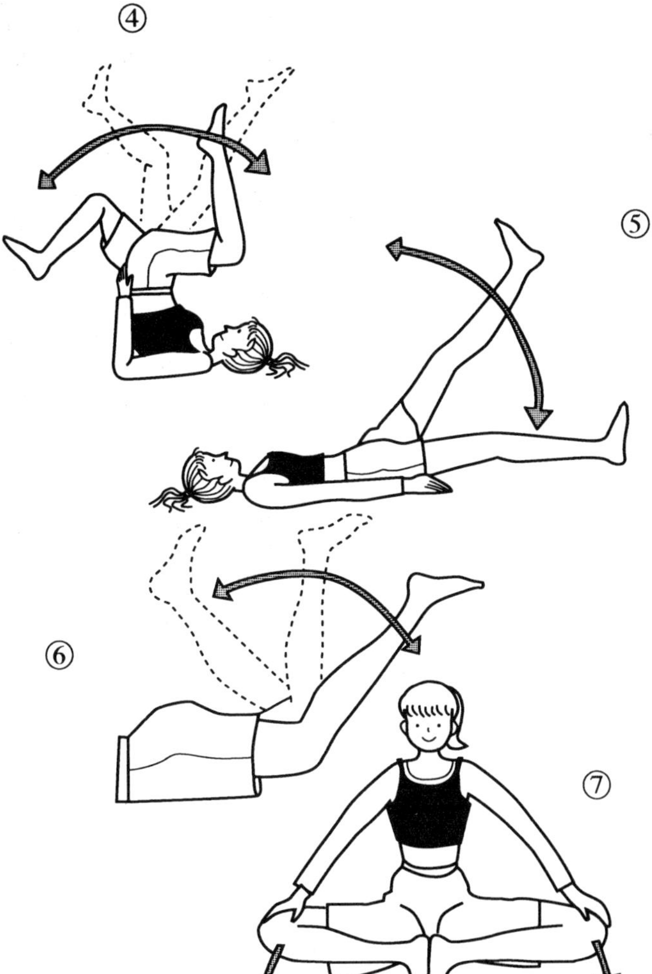
④
⑤
⑥
⑦

＊在辦公室能夠輕鬆進行的按摩

在辦公室長時間工作時，足腰會疲累。利用休息時間或者是加班的空檔，如圖所示，使身心更新，一定能提升工作的效率，但是持續同樣的姿勢，突然勉強活動時，可能會受傷。絕對不要勉強，不要忘記腳健康法的基本。

〔長時間坐辦公桌的人，能夠進行的辦公室伸展運動〕

離開椅子，找一個具有充分空間的地方，挺直站立。

①腳打開，稍微比肩寬更寬，膝完全伸直，雙手插在腰的後方向後仰。

②相反的，膝完全伸直，用力往前屈。不要做出反彈動作。①、②進行四、五次。

③慢慢地蹲下來，腳張開為腰寬的一倍，充分落腰，就好像蹲著上廁所一樣。儘量往前屈。

如果不慢慢進行的話，容易引起腦貧血，必須注意。

長時間坐在辦公室裡的人的伸展運動

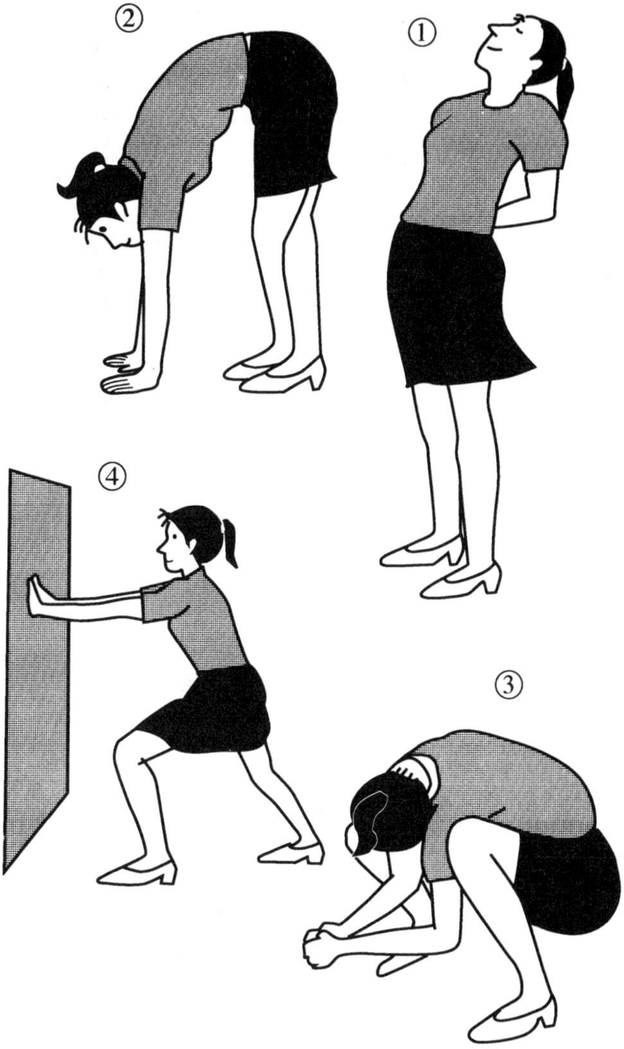

④雙手牢牢貼在牆壁上，做伸展跟腱的運動。

〔經常在外走動的人所做的辦公室伸展運動〕

坐在一個有靠背的椅子上。

①背部固定在靠背上，伸直的右腳腳跟牢牢的踏在地面上，用手將左腳拉到下巴，交互進行四、五次。

②淺坐在椅子上，手抵住兩膝做屈伸運動。

③單腳掛在椅子上，膝充分伸直，手抵住膝，身體前屈。

＊清醒的祕訣

腳的早、晚照顧是保持腳健康的祕訣。可按照以下的方法進行照顧。

〔早晨〕

①仰躺，從腳尖開始依序按摩。

②為了避免抽筋，要慢慢地伸直右手右腳、左手左腳，其次是右手左腳、左手

經常在外奔波的人的伸展運動

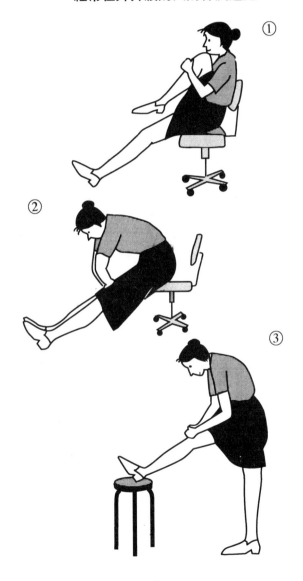

①

②

③

右腳，然後伸直雙手雙腳。

③坐起身來敲打腳底，輕輕按摩。

④站起來，手臂用力伸向頭上做深呼吸，能使頭腦清醒，胃腸狀況良好，早餐吃起來美味。

〔夜晚〕

①腳抬的比枕頭更高，躺下來。

②在膝和腳脖子的下方放個墊子，讓膝上抬二十～四十度，就能安眠，不容易熟睡的人，利用這個姿勢深呼吸。當然要做腹式呼吸。

③雙手輕輕放在下腹，感覺好像氣息從腹部擠出似的，從口中哈地吐氣。

④充分吐盡之後，從鼻子慢慢吸氣，使肚子膨脹。

反覆進行幾次，放鬆下半身和背部的肌肉，能促進血液循環，得到放鬆的效果，漸漸就能夠舒適入睡了。

第四章

鞋子的問題、腳的疾病

＊腳的構造

人類的腳大致分為三個部位，是由不同機能所構成的。

運動性最高的腳趾部，富於柔軟性的蹠骨部（腳背）運動性較低，在直立時負責控制作用的跗骨部（腳跟）。

原本鞋子應該要保護腳，但是卻忽略腳的構造與機能，只是使腳看起來更細、更美的粗製濫造的代用品而已，卻會損害我們的腳。因此，引起各種腳的障礙或疾病。

很多腳的疾病或障礙的原因在於鞋子的根據，像在非洲、南美洲、亞洲一部分地區，不穿鞋的社會中，腳的毛病，占全整形外科疾病的百分之三而已，但經常使用鞋的社會中，卻達到百分之六十～六十五。

＊兒童扁平足增加的理由

扁平足就是，腳底心有很多的肉附著腳底，平坦的腳。

腳部的構造

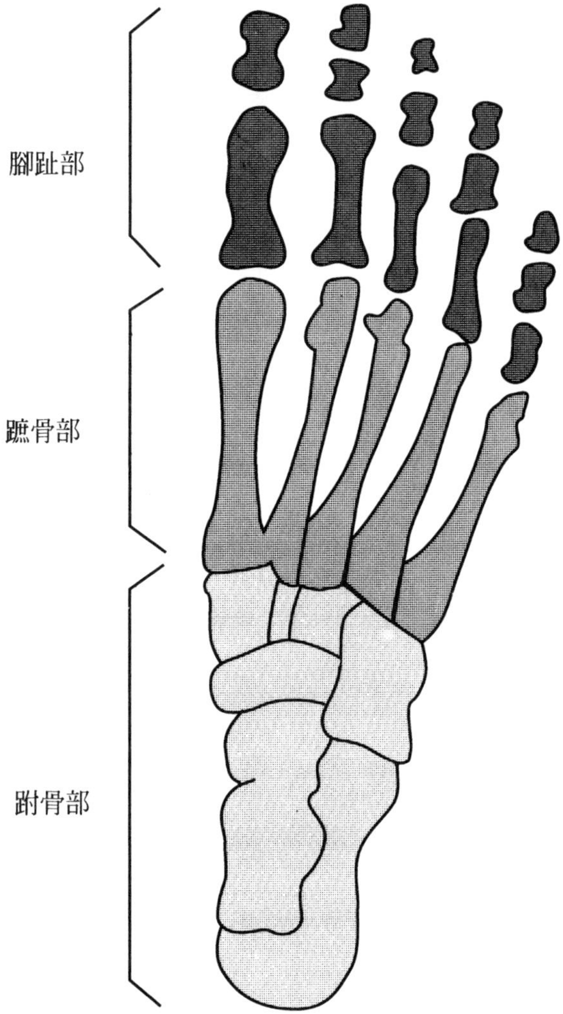

嬰兒都是扁平足，從三、四歲開始，逐漸形成腳底心，在七歲時完成。

事實上，在我國兒童的扁平足，最近被認為是很大的問題。不過歐美從一九二〇年開始，就已經成為問題了。當時國內孩子還是光著腳，或是穿草鞋，或是穿木屐，在柔軟的地面上和很多的朋友一起跑、跳、遊玩而成長。進行這種運動，自然能夠形成腳底心，所以不用擔心扁平足的問題。但是，現在從小開始，經常使用鞋子和襪子，同時自然的地面也失去了孩子們的足跡，在都市地區住宅高層化，很多的孩子沒有機會到戶外，一群人一起遊玩。因此，兒童的扁平足增加了。

即使是正常的腳，穿著不合的鞋子，也會造成扁平足。在大人之間很罕見，但是成長期的孩子，穿著不合腳的鞋子，做劇烈運動或長時間站立，則腳底的拱形無法形成就會造成扁平足。以國中一、二年級的女生較多見。此外，棒球選手或者是大力士，也有假性扁平足的現象。也就是說，腳底由脂肪和肌肉附著。做X光時發現有拱形，可是外觀上，看起來卻是扁平足。

韌帶、肌肉、肌腱等力量減弱，無法形成拱形，長大成人以後，扁平足的人大多有外翻拇趾的症狀。此外，進行劇烈運動，或是經常站的工作、肥胖、長時間步

扁平足腳底的拱形與腳趾的形狀

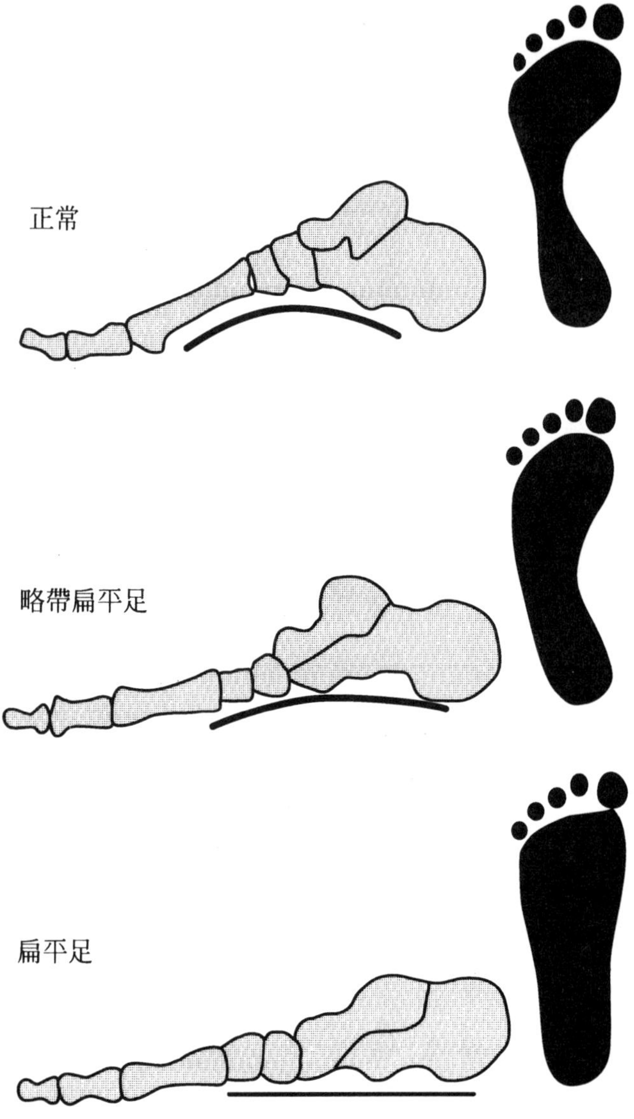

行、妊娠等，也會使人暫時形成扁平足。

扁平足不是疾病。但是容易疲倦，而且老化較快。

大多數是腳倦怠的程度而已，但是成為重症時，從腳到大腿到腰都會產生疼痛感，甚至有些患者，走路時都會疼痛。治療方面要使用矯正鞋，不過，如果不從幼兒時代開始治療的話，很難產生效果。

＊外翻拇趾會與其他的疾病併發

在腳的疾病當中，最著名的就是外翻拇趾。穿著鞋尖較尖的鞋子，勉強將自己的腳塞在裡面，拇趾會朝第二趾彎曲。這時，不只是腳趾彎曲而已，在其下方的蹠骨，反而會朝向內側。整個腳趾彎曲成「く」字型，變形成醜陋的形狀。

嚴重時，第二趾在拇趾之上，拇趾的指甲朝內側扭轉。長時間持續這種狀態，甚至會出現完全脫臼的現象。脫臼非常地疼痛，如果是外翻拇趾的話，症狀會慢慢的進行，因此，患者幾乎不會感覺疼痛。

原因幾乎都來自鞋子，而且是時髦性極高的高跟鞋。所以患者大多數為女性，不過也有男性。第二個感到意外的是連小學生、國中生、高中生都可能出現，原因是因為鞋跟太高了。

此外，外翻拇趾不會單獨存在，大多都會合併雞眼、長繭、嵌甲、香港腳等其他疾病存在。

此外，還有容易罹患外翻拇趾的腳趾形狀。腳趾形狀大致分為，五根腳趾幾乎全都具有同樣長度的正方形型，或拇趾最長，朝向第五指依序變短的埃及型，以及第二趾最長的希臘型三種。其中埃及型腳趾的人，較容易罹患外翻拇趾。

除了遺傳和鞋子影響以外，容易罹患外翻拇趾的人，大都是扁平足、開帳足、內收肌（在拇趾內側將拇趾往內側拉的肌肉）非常弱的人，或者是罹患風濕、糖尿病、痛風、末梢神經障礙的人等。

要加以預防，盡可能在公共場所，利用休息時間光著腳，只要脫掉鞋子，就能夠減輕對腳的負擔。重症時，必須要動手術，使骨骼恢復正常形狀才行，如果沒有嚴重到這種地步，可以利用市售的墊子來矯正。

此外，還有人說「穿新鞋以後痛到無法忍受」、「回家以後看腳已經有外翻拇

外翻拇趾的骨骼形狀

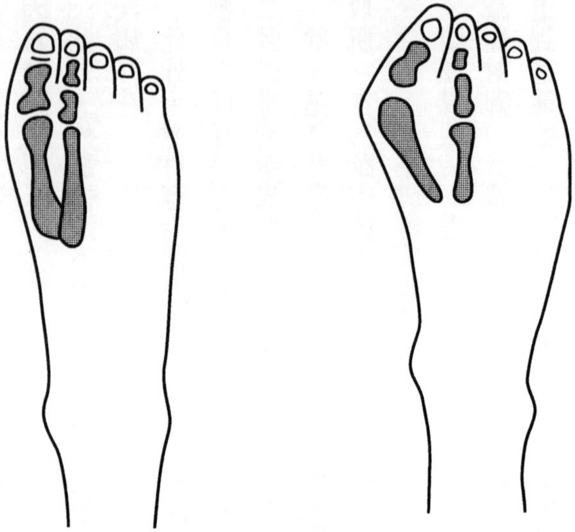

正常　　外反拇趾

腳趾的形狀

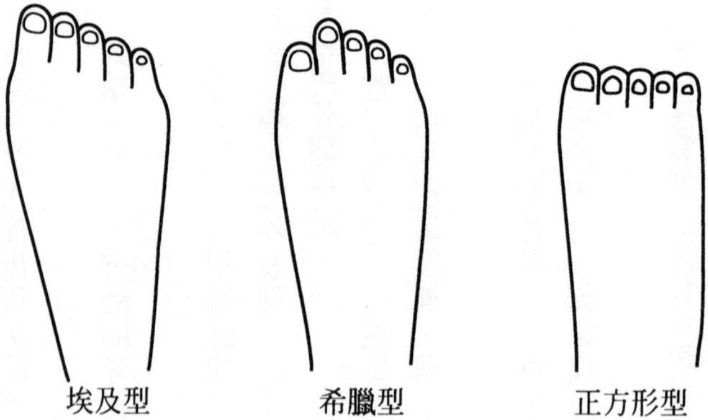

埃及型　　希臘型　　正方形型

趾的現象」。這種情況就必須要忍受疼痛，自己進行按摩。或者是在泡澡的時候，慢慢的將腳伸直也有效。

＊腳趾彎曲的槌狀趾

穿著腳趾前端沒有空間的鞋子或襪子，勉強站立時，腳會彎曲。趾尖碰到鞋尖，在彎曲的狀態下，必須要用力地抓住地面，使得腳趾更為彎曲而固定的這種形狀。這就是一種槌狀趾的疾病，最近非常多。

第二趾較長的希臘型腳的人，容易罹患槌狀趾，必須注意。

通常外翻拇趾會加上槌狀趾，還有長繭、雞眼都出現，形成複雜的腳。形成槌狀趾的大都是第二趾。因為，第二趾在五根腳趾當中是最長的，經常碰到鞋尖，勉強發揮抓地面的力量所致。

罹患槌狀趾以後，首先，不要穿會成為槌狀趾原因的鞋子。輕症的話，按摩腳趾，或者是抓住腳趾兩側，反覆朝前方拉，就能夠改善。

比較嚴重的話，甚至只穿原因鞋一天，就會形成槌狀趾。這種情況，立刻就會覺得疼痛，沒有辦法按摩，只好利用簡單的濕布劑，驅除發炎症狀，但是要儘早自己進行按摩。重症時，和外翻拇趾同樣的，必須要動手術切除骨骼。

為了預防，一定要穿合腳的鞋子。

＊頑固的香港腳能夠完全治好嗎？

腳的疾病，最大眾化的就是香港腳。

利用市售的香港腳藥，雖然暫時抑制症狀，可是頑固的香港腳，還會再發。

香港腳分為乾、濕兩種型態，不管是哪一種，原因都是白癬菌這種黴菌所造成的。白癬菌以皮膚角質當中的蛋白質——角蛋白為營養源而成長。也就是說，在高溫多濕的國內，大量流汗一整天，腳放在鞋子裡這個不清潔的環境當中，附著於皮膚表面的黴菌就會大量增殖。

那麼，白癬菌到底是從什麼地方附著在腳的皮膚上呢？亦即在什麼地方，傳染香港腳的呢？也就是在大量白癬菌角質掉落的地方。大都是公共浴室的踏腳墊、脫鞋、衣帽間的地板等。不特定的多數人所使用的公共浴室或者是旅館的踏腳墊等，

成為槌狀趾的第二趾形狀

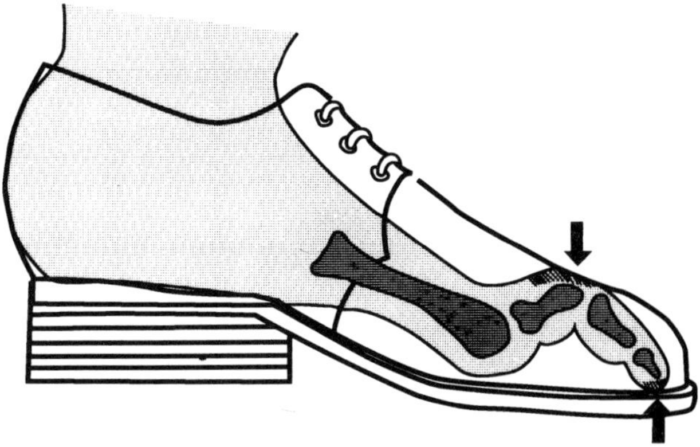

香港腳的型態

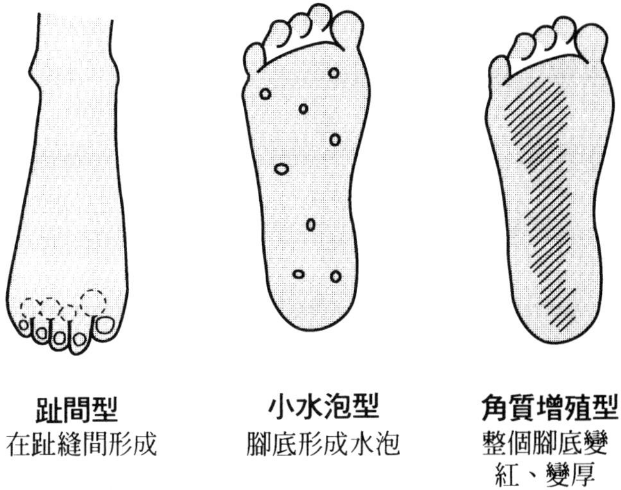

趾間型
在趾縫間形成

小水泡型
腳底形成水泡

角質增殖型
整個腳底變紅、變厚

特別需要保持清潔。

預防與治療上，清潔是最重要的，如果使用藥物的話，要選擇皮膚滲透性較強的藥物，消除耐性菌。此外，要很有耐心持續治療。就算認為治好了，接下來三個月，還是要很有耐心的持續塗抹藥物。而罹患香港腳時，會出現較硬的角質層，所以泡過澡，趁皮膚泡脹的時候，不止患部，連周圍都要塗抹藥物。

另外，要勤於更換襪子，避免鞋內悶熱，脫掉鞋子，保持腳的乾燥，或每隔一天，穿不同的鞋子，保持腳的清潔。

家中如果有香港腳患者，浴室的踏腳墊濕的話就不要持續使用。每天都要清洗，晒太陽充分乾燥。患者在家中掉落的腳的角質有白癬菌附著。所以要徹底打掃房間。

＊趾甲變形的情況增加了

最近趾甲彎曲，陷入腳趾肉內的嵌甲增加了。會出現症狀的是拇趾，原因是穿了不合腳的鞋子，是一種典型的疾病。通常是因為穿太大的鞋子而造成的。此外，趾甲剪的太深，或是腳在不清潔的狀態下，也會出現這種症狀。

嵌入腳趾的趾甲

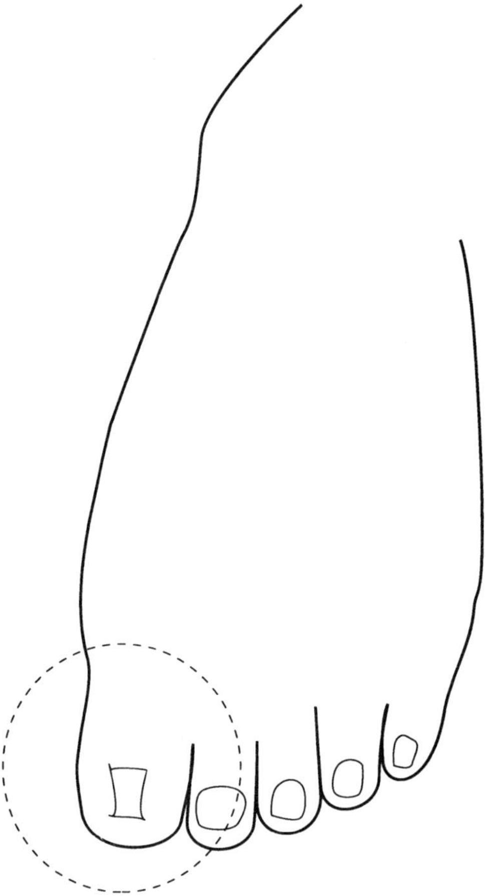

患者從中學二、三年級的學生到大學男生較多見。為什麼呢？因為他們對於腳和鞋子都不關心。這個年齡，在學校會經常進行運動，但是穿著不合腳的鞋子。父母對鞋子和腳也不表關心。

此外，學校也沒有進行為腳選鞋的指導。而且穿著學校規定的鞋子，不見得適合個人的腳型。尤其在運動社團，事實上，因為鞋子的原因，而很難運動，或者是無法締造佳績的情形經常出現。

孩子們穿著太緊的鞋子，無法運動，因此會穿較大的鞋子，結果鞋子的內側、襪子和腳之間的摩擦增大，就會形成肉眼看不到的小傷口，因為鞋子裡面很不乾淨，傷口就會有很多的細菌感染。而且鞋子裡大量流汗，就會使得趾甲生病。同時經常跑跳，腳在鞋子裡移動。如果穿著合腳的鞋子，當然沒問題。穿著太大的鞋子時，腳尖反而容易碰到鞋子。反覆這種刺激，會使趾甲朝向外側，或是內側不自然地蔓延、伸入，而引起發炎。嚴重時，甚至引起卷甲。

在這種情況下，儘早去看醫師，加以處理。惡化時肉會化膿，這時就必須剝除一部分的趾甲，或者是挖掉肉，除了這些手術以外，沒有其他的治療法。

*長繭、雞眼、疣的治療法

當外翻拇趾嚴重時，加諸於腳底的力量部位改變，在承受壓力較大的地方，容易長繭、長雞眼。兩者都是皮膚表面的角質層，由於鞋子等反覆受到刺激，而造成部分增厚。

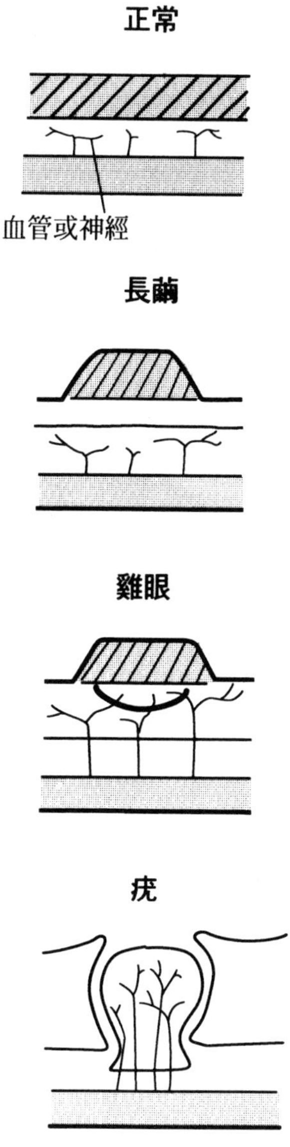

而容易出現的場所，大致已經決定好了。像長繭在拇趾和第二趾之間的蹠骨的骨頭部容易發生。而雞眼則在第四與第五趾之間容易形成。當然在其他的部位也會出現。

長繭如果出現在皮膚外側的話，泡澡之後在皮膚柔軟的時候，可以將其消除。但是，不儘早治療的話，可能會引起蹠骨胼胝瘤這種腳底骨頭部的異常。

雞眼的中心部會滲入皮膚內，光是消除表面，立刻又會惡化，必須要從芯部去除才行，不要採用外行人治療法，最好由整形外科醫師來治療，比較安全。

疣不只在腳，也會突然出現在手和臉，因為病毒的原因而引起，是非常麻煩的疾病。突出的疣如果出現在腳底的話，在腳底承受體重時，會感覺非常疼痛，和長繭不同的就是，不會出現在骨的隆起部。和周圍的皮膚有明顯的區別節。有時突然出現然後又自然消失。

治療方法和長繭、雞眼同樣，但是切除的部分，比長疣時更為疼痛，有可能在同一個部位出現新的疣。治療需要花數週，要將水楊酸塗抹在疣的部分，等待疣消失。為了預防，要儘量保持腳的清潔。

＊整個腳發燙的腳底腱膜炎

整個腳發燙的疾病，原因是體重增加。但是如果長時間站立工作，也會發生。

腳底腱膜是指，縱向分布於腳底心附近的腱狀膜。長時間持續站立時，指壓的話會覺得很舒服。事實上這是即將發炎之前的狀態，再持續疲勞的話，就會出現真正的發炎症狀。

治療上，要減輕體重，讓腳底腱膜能夠承受體重。穿低跟鞋，鞋內放一些素材柔軟的墊子，不要給與腳底心負擔，緩和筋膜的緊張。

＊趾縫疼痛的蹠骨骨頭痛

腳趾的根部踩踏時覺得非常疼痛的疾病。患者經常說「好像鞋子裡有小石頭似地無法走路」。走路時覺得腳疼痛，漸漸變得無法走路，但是，這樣反而會使症狀惡化。

蹠骨具有如一〇八頁所示的構造。以韌帶支撐拱形，但是當韌帶拉長時就不會

腳底腱膜的位置

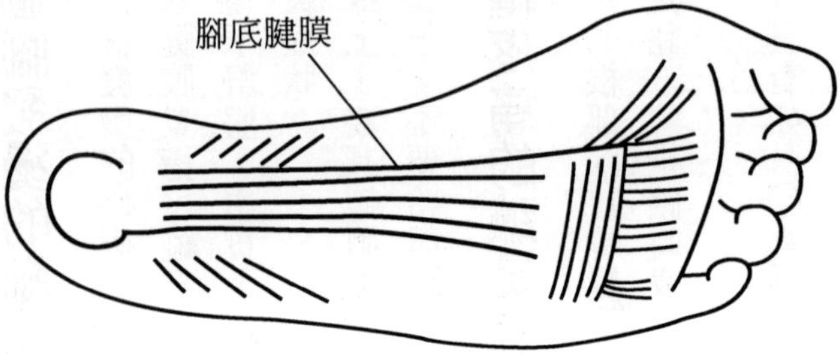

蹠骨骨頭的位置與拱形的構造

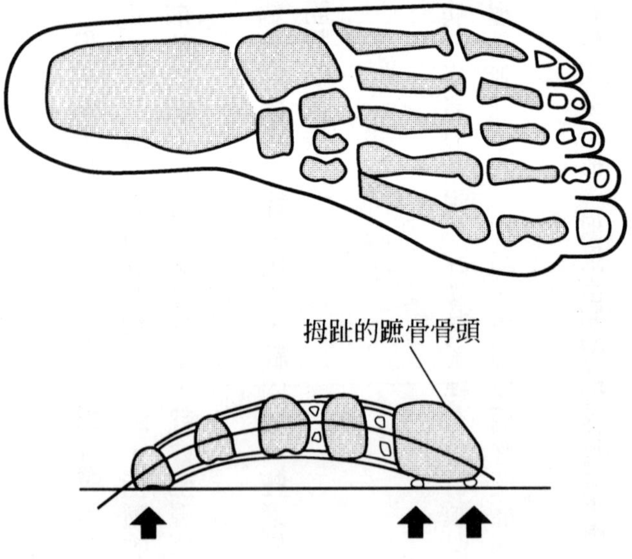

成為拱形，而變成平坦的狀態，因而感覺疼痛。拉長的原因是因為體重增加。支撐體重主要是由腳跟、拇趾部分和小趾部分的蹠骨骨頭三點來支撐。也就是說，韌帶無法支撐增加過重的體重。而其他的原因則是，足內收肌等腳的肌肉衰弱，跟腱的伸展等的老化所造成的。

因此，必須減輕體重以預防，並且進行適度的運動活動腳底。

＊從磨破腳開始的跟腱周圍炎

腳跟或跟腱疼痛的疾病。活動腳脖子時就會覺得疼痛，用手指摸摸跟腱的上方，如果有一種疼痛的感覺時，就是這種疾病了。

主要是因為磨破腳所造成的。長時間訓練或平常不做運動的人，突然進行劇烈運動時會發生。外國在穿著厚襪子的冬天較常罹患這種疾病。

正確的名稱應該是跟骨跟腱間粘液包炎，也就是腳跟和跟腱之間具有緩衝作用的粘液包袋發炎的疾病。

治療上很困難。在這種情況下就必須穿著涼鞋，避免對於腳跟造成太大的壓力。

預防方法是要穿合腳的鞋子，運動之前必須充分伸展跟腱。運動時穿著稍微帶點鞋跟的鞋子，能夠減輕跟腱的負擔。

＊中年男性較常見的跟腱切斷

聽到噗滋的聲音，同時一種痛徹心扉的疼痛流竄於腳脖子，跟腱切斷而無法走路。很多人認為這種情形較常見於運動的人身上，不過，事實上四十～五十歲層工作旺盛的男性最常見，平常不活動腳，但是突然從事過於劇烈的運動時，最容易出現。最近增加的是中年以後加入健身房進行有氧舞蹈等劇烈運動的女性。

也就是，本人的氣力年齡與實際的身體年齡間具有一道鴻溝。過了中年後，跟腱周邊的血液循環不良，容易斷裂。因此，運動之前一定要伸展、溫熱跟腱，促進血液循環，這是預防的第一步。而且準備運動是絕對不可或缺的。

跟腱切斷的原因有以下三種。

①過度勉強伸直跟腱。

②沒有做任何準備運動，突然開始扭曲足關節。

③腱伸直時碰到東西。

第三項是不可抗力所造成的意外事故，不過①、②的原因則是只要藉著了解自己的體力，不怠忽準備運動的話就能加以預防的。

跟腱切斷後必須趕緊動手術。如果放任二個月以上時，成功率降低。沒有做準備運動，身體開始活動，膝蓋周圍感覺疼痛，不論是彎曲或伸直都很痛苦。而且膝的周圍發出咕哩咕哩的聲音，上下樓梯時好像突然失去力量般無法動彈。

這種症狀可能是半月板損傷。

治療方面，進行不會對膝造成過多負擔的運動，藉此鍛鍊膝上的肌肉或股四頭肌，嚴重時必須利用手術切除半月板。

＊過剩負擔引起髕腱炎

太大的力量加諸膝上時，髕骨（膝蓋）和其下方的脛骨相連的肌腱會因損傷而引起發炎。按壓膝蓋或往後推時感覺疼痛，就是髕腱炎了。症狀嚴重時膝無法用力。

以打排球、籃球，或陸上跳遠等需要跳躍的選手常罹患這種疾病。

雖然部分韌帶切斷，但是儘量不要動手術，利用溫濕布療法長時間治療。

如果韌帶完全脫離了膝蓋，就必須動手術了。手術後一～二個月必須用石膏固定，需要花二～四個月進行復健。也就是說，重症時可能半年內都會身處於不自由的狀況下。運動前一定要充分伸展股四頭肌。

＊骨磨損的變形性膝關節症

喜好運動，對體力有自信的人，突然膝痛，這是因為膝內側承受負擔，關節的軟骨磨損所引起的。也就是說，劇烈運動對膝造成太大的負擔，會加速老化。

變形性膝關節症是老化現象的象徵。隨著年齡的增長，不管是誰都會罹患這種疾病。隨著老化所產生的身體變化稱為加齡性變化。一旦老化後，身體無法復原。

問題在於年輕時沒有從事劇烈運動，沒有對膝造成負擔的工作，也並非高齡但膝卻產生劇痛。其原因大都是鞋子所造成的。持續穿不合腳的鞋子，會使膝異常加速老化。

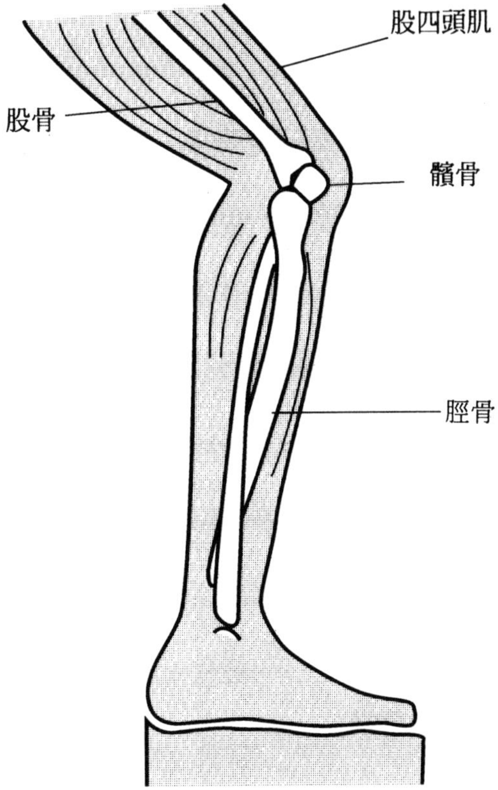
股四頭肌
股骨
髕骨
脛骨

症狀嚴重時無法步行。遺憾的是目前並沒有使其恢復原狀的治療方法。為避免惡化，只能夠強化肌力，不使骨或軟骨承受壓力，避免過度受冷，使血液循環順暢，藉著這些方式體貼膝。

＊痛風是美食和運動不足的結果

就好像「吹到風就會痛」的形容一樣，痛風的確是非常痛的疾病。

特徵是會發生於拇趾，不過其他趾或膝也可能會發生。原因是高尿酸血症，以關節炎發作的症狀出現的就是痛風。高尿酸血症是尿酸過剩形成，排出減少所造成的。尿酸是在體內某種蛋白質分解排泄到尿中的物質。無法從血液中順暢地分解掉時，無法排泄到尿中，就會使血液中的尿酸濃度上升。

患者以男性占壓倒性多數。平常的運動缺乏，或是平常因為交際應酬而以肉食為主的美食為主要原因。不過，最近隨著女性工作者進入社會，女性痛風患者也增加了。

為了加以預防，從年輕時開始就要注意飲食的攝取方式，避免過度美食或運動不足。為避免比實際年齡更為老化，從飲食到足腰都必須照顧。

*不要放棄風濕的治療，只要有耐心一定能痊癒

風濕分為二種。一種是肌肉和韌帶受到侵襲的肌肉風濕，以及骨和關節受到侵襲的關節風濕。肌肉風濕並不是心臟或全身關節受損的疾病。但是疼痛劇烈，步行困難，是非常麻煩的疾病，這一點和關節風濕相同。

原因是因流行性感冒、動脈硬化、寄生蟲、缺乏維他命B或是來自內臟的疾病。配合各種原因而加以治療，共通點與關節風濕同樣地，就是要保持溫熱。疼痛部位不可以使其受涼，可以利用遠紅外線等治療，非常有效。而更有效的方法就是自己進行適度的運動。

慢性關節風濕以成人女性占壓倒性多數，是會產生劇痛的疾病。但是，目前仍原因不明。治療方面包括超低溫治療、運動療法、溫熱療法、物理療法、食物療法等，可在各方面下工夫，不過因不明原因，所以無法進行根本治療，只能採用對症療法以緩和疼痛。

不論是活動或按摩都不要依賴他人，自己活動自己的身體，否則無法產生效果。保持溫熱、身體柔軟、疼痛緩和，進行運動也比較輕鬆。由這個意義來看，應該要活用泡澡。

治療時最要不得的想法就是「反正風濕也無法根治」而放棄。任何事絕對不能放任不管，如果只有在非常疼痛的時候使用副腎皮質荷爾蒙暫時度過疼痛期，只會導致症狀惡化而無法復原。必須很有耐心地積極活動身體，避免症狀固定。最近也開發了許多好藥，可以請求醫師為你診察，接受指導。

＊X型腿、O型腿必須穿具有矯正機能的鞋子

X型腿（外翻膝）以歐美人較多，是膝朝內側靠近的狀態。

不管是穿著哪一種鞋子，內側先磨損的人，大都是X型腿。這些人如果穿著內側較高的鞋子，步行就很輕鬆了。O型腿（內翻膝）則以東方人較多，是膝朝外側彎曲的狀態。事實上，隨著高齡和老化，O型腿的人增多了。原因是因為正坐的生活所造成的，不過今後可能會減少。

這時鞋的外側會磨損。因此，如果穿著外側稍高的鞋子，就能矯正O型腿。最近在室內穿的拖鞋中，也有一些具有矯正O型腿的機能。

＊令人擔心的腳臭消除法

腳是身體部位中會大量流汗的部分。以生理學而言，汗分為頂泌腺性汗、小汗腺性汗二種。頂泌腺性汗的臭味較強，在精神緊張時，手經常容易流出此汗。而腳的汗則是因為運動、勞動時流的汗，同樣也是屬於頂泌腺性的，所以脫下鞋子後襪子非常臭。而進入三溫暖或泡澡時所流的汗，則是小汗腺性的汗，所以不臭。

前面已說過好幾次，腳是身體中最容易置身於不潔狀態的部分。因此，防臭的最好方法就是保持清潔。

我們外出回家後一定會洗手、洗臉，但是也應該先洗腳才對。運動後及外出回家後，要經常洗腳。泡澡時趾縫、腳底一定要仔細地清洗。

此外，持續穿同一雙鞋子時，對鞋子和對腳而言都不好。一定要準備二、三雙鞋子輪流穿。不穿的鞋子一定要陰乾，保持內部乾燥。平常準備幾雙合腳的鞋子，看起來好像不經濟，但是鞋子能夠穿得更久，對於腳而言也能得到健康，可謂一舉兩得，是非常經濟的作法。

因為多汗症而鞋子中很臭的人，可以使用防臭鞋墊。此外，被廣泛利用的止汗噴霧劑在腳未受傷時可以使用，也可以活用古龍水。經常穿的鞋子較容易發臭，這時使用鞋用防臭噴霧劑非常有用。即使對於很難保持乾燥的馬靴而言也很好。

也許各位會嫌麻煩，但是白天換幾雙襪子很重要。不只是更換襪子而已，而是先洗過腳再換襪子。如果無法辦到，至少要擦乾趾縫間的汗。

優秀的營業員據說在夏天攜帶襯衫、更換的襪子和毛巾是必需品。養成攜帶襪子和毛巾的習慣，是經常坐辦公桌的人應該模仿的行為。此外，女性的絲襪比較薄，具有通氣性，但是因為素材是化學纖維製品，還是容易發臭，因此，擔心腳臭的人利用休息時可到廁所或更衣室換一雙襪子。

＊不要對「磨破腳」掉以輕心

穿新鞋時，腳跟和腳尖會疼痛，貼了絆創膏，慌慌張張地到附近的店裡買了雙涼鞋更換的經驗相信大家都有過。

新鞋子不合腳是無可奈何之事，但容易被忽略的是磨破腳的症狀。絕對不能掉以輕心，嚴重時甚至會引發跟腱周圍炎。

因為磨破皮而受損的腳如果一直走路，會對腰造成負擔，引起腰痛。即使沒有到達這種情形，一整天拖著磨破皮的腳，因為工作而內外奔走時，腹股溝部的淋巴腺會腫脹，到了第三天可能會出現步行困難的症狀。因此，磨破腳後就必須利用市售防止磨破腳用的絆創膏保護疼痛的部位，儘早處理。

總之，為了預防磨破腳，最重要的就是要選合腳的鞋子。請參照第六章敘述的選鞋方法。

買的時候覺得合腳，但是穿的時候覺得不合腳時，還是有處理的方法。

鞋子太大時可放入鞋墊。最近也有一些素材較厚的鞋墊上市。購買時也許左腳非常吻合，但是右腳卻覺得鬆鬆地、太寬了，或是和腳不合，這時可在鞋店買合腳的鞋墊。此外，也可以利用防止磨破腳的用品，將其貼在鞋的內側，鞋子就不會太鬆而從腳跟脫落了。

相反地，鞋子太小時，購買時能穿，可是後來因為發胖而鞋子不合時，就不要穿這雙鞋了。但是，只是有一點緊時，持續穿鞋能使皮革伸展，腳就能適應鞋子了。這時的磨破腳對策，就是將薄薄的膠帶貼在容易磨跛腳的位置。有些女性會塗抹透明指甲油，習慣後鞋子和腳就非常吻合了。

*為什麼腳會浮腫

長時間站立或是平常不走路的人，突然走長距離時，腳會浮腫。這是因為從心臟流過來的血液沒有辦法順暢地回到心臟，形成瘀血狀態所致。幾乎都是在小腿（從膝到腳脖子為止）發生。

第一章中敘述過，流到末端的血液為了回到心臟，必須藉由靜脈周圍肌肉的活動。當肌肉衰弱或疲勞時，靜脈的血液循環不良，引起瘀血狀態。一旦瘀血時，靜脈膨脹，血液更容易停滯，就更難回到心臟了。這時，血管中的血液和細胞組織的滲透壓的平衡瓦解，血液中的水分滲出到細胞組織內，這就是浮腫和發燙的原因。持續瘀血不僅會浮腫和發燙，也可能會罹患香港腳，對於心臟等內臟諸器官造成不

正常靜脈與形成靜脈瘤的靜脈

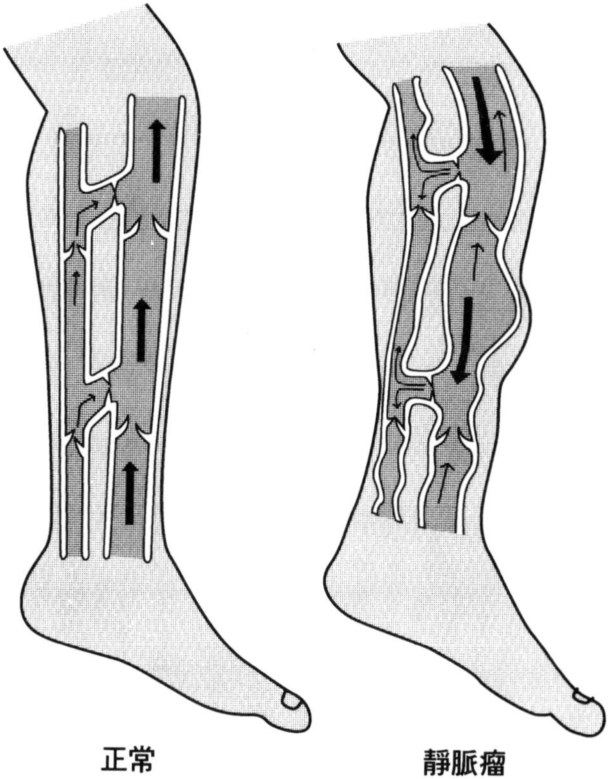

正常
血液能夠流到心臟

靜脈瘤
瓣受損 ，血液流通異常

良影響，所以平常就要注意運動，促進血液循環。

此外，靜脈瘤也是從浮腫的症狀開始，從小腿處先發生的。

手腳的靜脈，分為通達深處，或是只通往表面肉眼看得到的部分的靜脈。通過表面靜脈周圍的肌肉壁非常薄，力量弱，容易引起瘀血。尤其腳承受全身的重量，在身體最下方的位置。如果靜脈中的瓣受損時，血液只會持續下降而已。長時間持續站立的狀態的姿勢，小腿有血液積存，靜脈膨脹就會形成靜脈瘤。

當然這也可能因為遺傳因素所引起，但是經常站著工作的人較容易出現症狀。嚴重時必須動手術。不過，罹患靜脈瘤的人可以穿著治療靜脈瘤的襪子，或是利用溫泉治療的方法以緩和症狀。

鞋子容易成為腳浮腫的原因，購買時合腳的鞋子，就算自己沒有發胖，可是有一天腳突然增大而鞋子不能穿了，這時就必須考慮鞋子太小了。也就是說，勉強持續穿不合腳的小鞋子會使血液循環不良，形成瘀血，而浮腫的原因也在於此。只要不穿太小的鞋子，就能立刻痊癒。

必須注意的是，原因可能在於心臟或腎臟等機能障礙。如果換了鞋子，而腳還是經常浮腫或非常疲累，表示內臟不良，必須趕緊前往內科接受診察。

浮腫的治療，首先不要穿太緊的鞋子。

雖然很難看，但是要儘量抬高腳休息。美容師或餐廳服務生等經常站立工作的人，要儘量將腳墊高，就能去除腳的浮腫。

利用第三章中為各位介紹的去除腳的疲勞的溫冷浴，對於浮腫也有效。

腳容易疲勞或腳力量較弱的人，必須保護整個腳，也可以使用腳趾用、腳跟用等適合自己的緩衝鞋墊。

＊扭傷、骨折的急救處置

腳受傷的代表就是扭傷、骨折。

嚴重扭傷和骨折的不同，外行人很難判斷，一旦引起骨折時站不起來。腳無法踩在地面上。因為扭傷或骨折而前往醫院照X光的處理非常重要。緊急處理最重要的就是不要移動，因此需要器具。其實也不麻煩，只要有膠帶就可以了。用絆創膏裹住疼痛的部位，固定腳脖子處很重要。

如果手邊沒有膠帶，可以利用較長的東西裹住。首先利用襪子，脫下襪子綁住即可。將沒有受傷的腳上的襪子立刻脫下。男性要脫襪子很簡單，如果女性穿絲襪時，在眾目睽睽之下無法脫襪子，這時，可利用手帕、領帶或圍巾等，選擇布製品，牢牢地固定腳脖子關節。但是，絕對不能綁得太緊而阻礙了血液循環。

儘快去看醫師。移動時疼痛的腳絕對不要踩到地面，可利用傘當成枴杖，避免將體重加諸疼痛的腳上。做好緊急處理後，叫救護車前來運送到最近的整型外科醫院的辦法最好。

扭傷則是腳的骨與骨相連的韌帶受傷，或是有些部分切斷的狀態。治療方法首先要靜躺，保持冷敷。用冰冷敷，如果是輕微的扭傷，利用冷濕布冷敷。然後用彈性繃帶給予適度的壓迫。腫脹的狀態則抬高腳。抬至比頭更高的位置躺下。重症的情形可能是韌帶斷裂，必須要動手術。

學生時代有很多人都有扭傷的習慣。為了防止再發，復原後一定要鍛鍊腳脖子的肌肉。必須轉轉腳脖子，或是墊腳尖，進行簡單的訓練。

第五章

對腳造成好、壞影響的鞋子

＊鞋子的歷史從純金的涼鞋開始

人類最初穿的鞋子，是在紀元前二千年古埃及時代出現的。現存最古老的鞋子，是高僧的涼鞋。但是，是純金打造的。不是穿著走路，而是在舉行儀式時象徵權威而穿著的。

用皮革包住腳的「鞋子」是在紀元前一六〇〇年時誕生於巴比倫。形狀類似鹿皮軟鞋。用帶子將皮革綁在腳上當成鞋子。

紀元前二百年時，羅馬時代一般市民也可以穿鞋了。鞋在這個時候已經實用化了。所謂一般市民指的是羅馬市民，並不是一般大眾，鞋子也象徵著社會階級，是一種權力象徵。

像現在長度到達足踝的短靴，和到達足脛為止的長靴，是在文藝復興時期出現的。

由於一般人對於鞋子和腳開始關心，所以對於鞋子的觀點也開始改變了。

古埃及王的黃金涼鞋

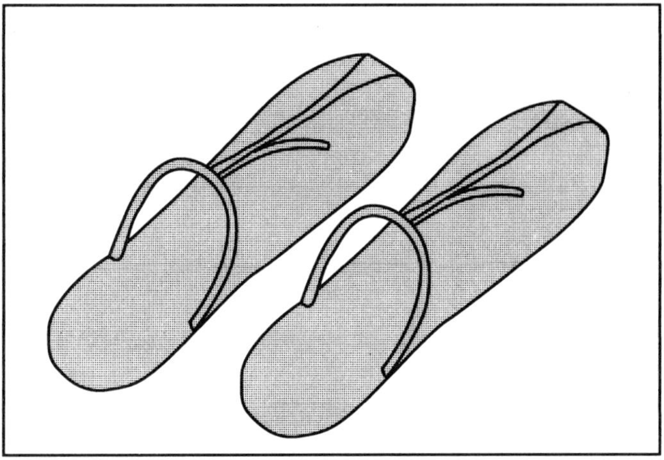

古羅馬時代士兵的鞋子

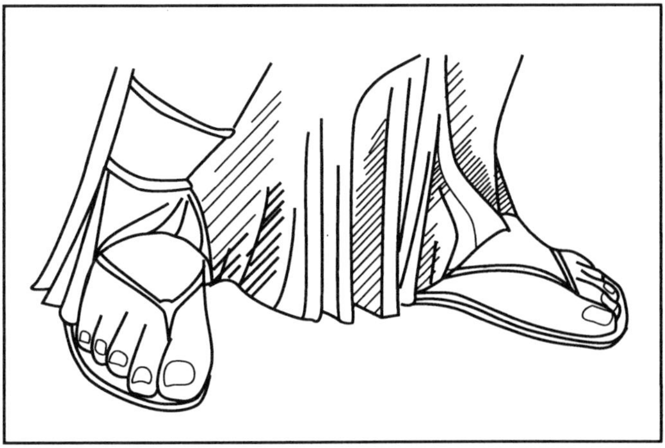

＊高跟鞋誕生於威尼斯

高跟鞋是在十五、六世紀時誕生於威尼斯的。象徵美人的高跟鞋在當時號稱「最富有的國家」威尼斯共和國，男性為了貿易必須經常航海出國，而男性不在時為避免妻子自由外出，因此想到了高跟鞋。

同一時期，威尼斯也出現了底非常高的鞋子。舞台女演員穿著這種鞋子，穿著長禮服，看起來非常地高，所以貴族社會的女性們也偷偷穿這種鞋子。據說高跟鞋的原形就來自這種鞋子。

傳到中國的「纏足」的變形也就是高跟鞋。纏足也是為了剝奪女性從家庭內走出戶外的自由而想出來的方法。

也就是說，回顧高跟鞋的歷史，可說是由男性支配的社會成立時，為了奪走女性的自由，為了表示男性的獨占慾、權勢慾，以女性為奴隸而想出來的作法。穿上高跟鞋擺動臀部的姿態，看起來好像很優雅，但這只是從男性眼中看來如此，對女性而言這卻是非常痛苦、不健康的姿勢。

威尼斯的高跟鞋

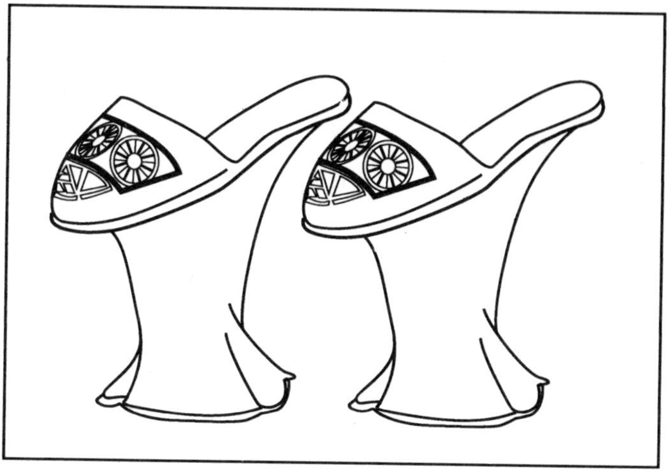

中國的纏足鞋

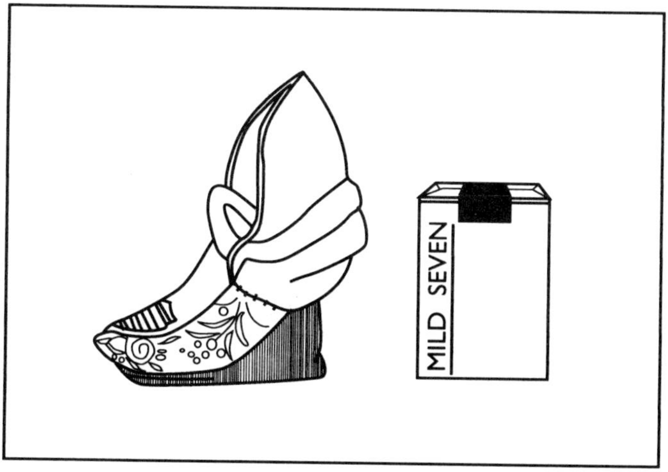

十九世紀的倫敦婦女們不斷尋求女性解放，而展開戰鬥，但是卻仍然用束腹裹緊自己的腹部，或穿著高跟鞋，的確是很諷刺的事情。現在，雖然打著男女雇用均等法的旗幟，可是很多女性學生卻仍然穿著高跟鞋，甚至磨破腳，痛得跛著腳走路。這種樣子的確非常可笑。而企業方面，如果真的要讓具有同樣能力的男女在同樣的立場上工作時，我想應該不會雇用穿著高跟鞋、跛著腳的女學生負責人事工作吧。因為這些人欠缺集中力，進入公司後動不動就健康不良，根本沒有辦法工作。

如果，你的戀人、妻子或女兒認為穿高跟鞋是極富魅力的行為，請你建議她趕緊脫下高跟鞋，穿著能夠展現健康、富於魅力且能自然走路的鞋子吧！因為穿高跟鞋只會加速老化、損害健康，沒有任何好處。

＊為什麼要穿鞋子

原本鞋子存在的意義與目的，應該是要穿起來比光著腳站立時更輕鬆、穩定、容易走路才對，而且具有保護腳避免受傷的意義。總之，鞋子應該是要補強腳的起立力、步行力才對。

也就是說，所謂好鞋子是為了提高用雙腳站立在地球上，用雙腳步行的人類的腳的機能，同時能夠保護每天都非常辛苦的我們的腳。腳和鞋子具有良好的相互關係，人類才能得到真正的健康。

一言以蔽之，要穿較輕、鞋底具有反彈性的鞋子比較好。考慮健康的問題，絕對不要穿重的鞋子。

鞋店老闆會說：「鞋子不能選擇愈輕的愈好。因為走路需要鐘擺運動，鞋子太輕無法發揮擺錘的作用。因此必須有一些重量，才能順利地擺動，走路時才能有節奏感。」但是事實上並非如此。只要地面不是處於危險狀態下，最適合步行的狀態是赤腳。也就是說，鞋子必須愈輕愈好。

事實上，高爾夫球或登山鞋以前都是選擇較重、較硬的鞋子，但是現在這兩種鞋都逐漸輕量化，能使人健步如飛。鞋子輕量化已成為世界趨勢了。

現在，上班穿著的鞋子也推出較輕的鞋子，一上市就受人歡迎。看起來與以往的鞋子沒什麼不同，但是底部非常柔軟，整體而言非常輕，容易走路。足幅到四E為止，因此較容易選擇合腳的鞋子。價格方面與普通的鞋子一樣，可以考慮選購。

＊壞鞋子所造成的疾病

壞鞋子、有缺陷的鞋子所造成的疾病如下。

外翻拇趾、嵌甲、膝關節疼痛與變形、跟骨跟腱間粘液包炎，及高血壓、腰痛、精神不穩定、氣力減退、食慾不振、頭痛、頭昏眼花、肩膀痠痛、集中力減退、倦怠感、身體不適等不定愁訴、全身不良症狀。

此外，女性也可能引發不孕症或流產等嚴重事態。

＊這種鞋子會損害膝

人類為了能順暢地用雙腳步行，必須反覆進行伸縮膝的單純運動，一定要順暢地進行才行。因此，膝具有精密的構造。可是，膝和機械同樣地，愈精密愈容易引起毛病。

不好的鞋子會使得精密重要的膝嚴重受損，會使不必要的力量加諸腳或身體某處，也就是說，使腳的肌肉基本動作、緊張、鬆弛的動作無法進行。人類的身體一

鞋子的滿意度

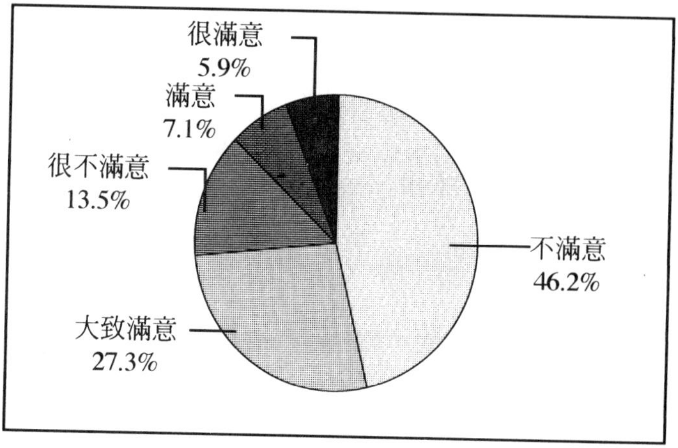

全身毛病

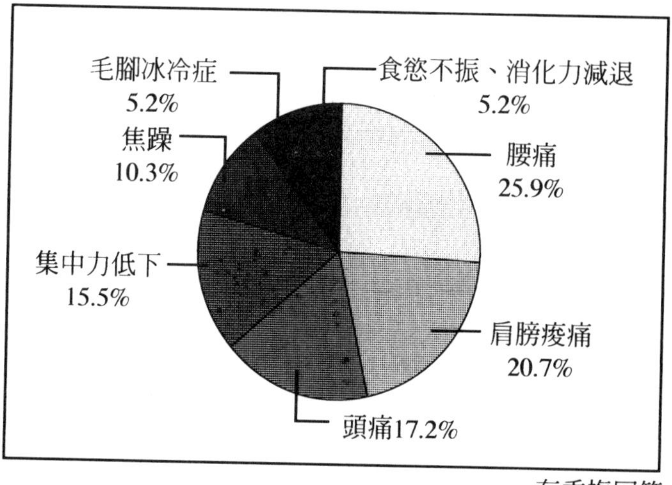

有重複回答

旦遇到不適的現象時，就會產生由其他部分彌補的作用。因此，穿著不合腳的鞋子勉強走路時，肌肉會過分用力，會以不自然的姿勢走路，對膝造成負擔。

那麼，什麼樣的鞋子對膝不好呢？

①腳跟較硬／底較薄

來自地面的衝擊要由膝承受。

②腳尖非常狹窄

第五趾與第一趾受到強力壓迫，腳底心的肌肉伸縮不自由。

③腳的反轉不良

鞋底較硬不彎曲的鞋子，走路時鞋子跟不上腳的自然運動，會妨礙腳的自然屈伸運動，形成僵硬的走路方式。

④碰到跟腱的部分過度柔軟

鞋子的素材當然愈軟愈好，但是如果不能好好地支撐時，會使腳鬆動不穩定，無法用力，對於肌肉和膝造成過重的負擔。

⑤太大、大小／腳在鞋子中滑動

這是最不良的情形。

參考以上的敘述，選擇不會損害膝的好鞋子吧！

此外，即使穿好的鞋子，勉強運動也會損害膝。做跑跳等劇烈運動時，一定要先進行充分的準備運動。

＊高血壓要注意鞋子的問題

中高年齡層擔心高血壓的問題，注意飲食、減少酒量，有些人則會做一些輕微的運動。但是，卻忽略了鞋子的重要性。

降血壓的有效方法之一，就是刺激分布在整個腳底的全身神經，使血液循環順暢。對於腳底的適度刺激，能夠從腰通過脊髓傳達到腦。而刺激控制腦波、荷爾蒙及自律神經的腦下垂體等，使血壓下降。

相反地，腳的血液循環惡化，使血壓上升的原因，就是長時間穿著不合腳的鞋子。腳部一直被勒緊時精神失調，會變得焦躁，這種狀態對血壓也不好。

擔心血壓的問題，就必須注意鞋子。

＊頭痛時要檢查腳

沒有感冒、也沒有撞到頭，卻覺得頭痛。吃藥也沒有效，即使去看腦神經外科，症狀也無法好轉。這些人首先必須懷疑你的鞋子。如果枕部比額部更痛，則原因可能出在腳或鞋子上。

首先，請觀察平常穿的鞋子。是否只有腳跟的一部分極端磨損。或是利用大型的玻璃窗，檢查走路的姿勢是否正確（關於走路方式的檢查重點，在第二章中為各位敘述過了）。

此外，這一類的頭痛溫熱足，加以揉捏，或是伸直跟腱等也能好轉。按摩足也要換鞋子。可是如果頑固的頭痛還沒有去除時，盡可能早點去找值得信賴的腦神經外科接受精密檢查較好。

＊高跟鞋是腳的天敵

最近，在城市裡穿高跟鞋的女性減少了。揹著大背包忙碌工作的職業女性，全都穿著低跟的鞋。現在已經幾乎看不到像以前那種穿著細跟的高跟鞋走在街上的人了。對於工作的人而言，高跟鞋會使走路的姿勢不自然，感覺不方便。

高跟鞋鞋跟的高度在八公分以上，依設計的不同，甚至有的高十二、三公分，使得體重極端集中於腳趾的根部，腳趾受到擠壓時，對於骨骼、肌腱、肌肉都會造成負擔。因此，會形成腰痛、頭痛、膝關節疼痛、變形、不孕症、難產、流產等，對於身體而言的不良影響。

當過剩的重量加諸蹠骨的骨頭上時，全身的平衡必須由腰負責，而腰就會形成勉強彎曲的狀態，因而容易形成椎間盤突出症。

此外，因為穩定不良，腳搖晃，容易引起扭傷。

舉個極端的例子，倫敦的頂尖模特兒持續穿高跟鞋，甚至發生死亡事件。

考慮健康因素，除非必要，千萬不要穿高跟鞋。如果真的必須穿著時，必須在鋪著地毯的，像宴會等的會場才穿高跟鞋。除此之外，最好穿低跟的鞋子。

即使化妝技巧高明，穿著高級流行的服飾，可是跛著腳的站立姿態，臉上痛苦扭曲的表情。絕對無法產生女性魅力。

＊使身體容易疲倦的鞋子

工作旺盛年齡層的人，經常會說「容易疲倦」、「當天的疲倦無法立刻消除」。即使服用市售的維他命劑或強壯劑，很多人夜晚也無法熟睡。原因據說是來自壓力，而造成壓力的原因之一，就是不合腳的鞋子。

身體的疲勞會使血液循環不順暢，因此引起瘀血或浮腫狀態。先前已說明過，瘀血是因為穿著不合腳的鞋子而引起的。腳是第二心臟，腳疲倦當然對於全身而言都會形成疲倦的症狀。

整個身體形成水腫狀態，酸鹼平衡傾向酸性，傾向「酸中毒」狀態。尤其對於中高年齡層而言，「酸中毒」可說是萬病的根源，非常危險。所以，體力衰退的中高年齡層一定要穿合腳的鞋子。

＊細長的高級鞋會使腳變形

寬度細長的鞋子，看起來感覺很高級，尤其是女鞋，穿起來很美麗。但是，在

第四章中已敘述過，這種鞋子會導致腳趾與趾甲變形，對於腳的健康而言是最不好的鞋子。持續穿這種鞋子會使情緒焦躁、不穩定，當然對於精神造成的影響也很大。

穿著太緊的鞋子，當然腳趾受到壓迫、血液循環不良，腳會浮腫。同時會引起跟腱周圍炎和磨破腳。

＊對於腳背造成太大負擔的鞋子

如果無法找到合腳的鞋子，與其買太小的鞋子，很多人會買稍大的鞋子。尤其男性大都選擇綁鞋帶的鞋子，認為可藉著鞋帶的緊度而調整，因此，經常不試穿就買較大的鞋子。

較大的鞋子，由於空間太大，腳在鞋子裡前後滑動，鞋子的重量全都加諸腳背上，所以非常容易疲倦。

此外，腳趾周圍空間太大，容易罹患香港腳，腳尖容易發冷。腳好像在鞋子裡游泳一樣，所以腳背和脛骨會發脹疼痛。

＊平衡不良的鞋子是缺陷品

穿鞋子的時候會變形，這是為了配合腳的變化，是無可奈何之事，但是也有完全吻合的情形出現。

可是，一開始就平衡不良的鞋子，則表示這種鞋子的完成度較低，就是所謂缺陷品。鞋子的不平衡必須藉著身體加以彌補，的確是太勉強了。

其結果，容易長繭或形成雞眼，也可能形成O型腿或X型腿。不自然的姿勢會對腰和脊髓造成負擔。不單只是腳的問題而已。

＊深度較淺的鞋子、較深的鞋子

選擇深度較淺的鞋子，事實上會選到較小的鞋子，容易引起外翻拇趾、水泡、長繭、跟腱周圍炎等症狀。買較淺的鞋子時，稍微寬鬆一些較好。

深度較深的鞋子，對於腳生病的人而言，穿起來似乎很舒服，但是如果與自己腳背的高度不合的話，容易造成反效果，腳會朝趾尖的方向滑動。容易形成嵌甲，或腳背摩擦引起發炎。

＊便宜鞋子的缺點

大拍買時的鞋子如果外觀難看就賣不出去，因此，大都是最不顯眼的地方。也就是鞋底的構造比較差勁的鞋子。

大都是鞋底太薄的鞋子，這類鞋子的衝擊會直接傳達到腳，如果在柔軟砂地或泥土上行走，適度的衝擊能刺激腳，光著腳走路很好。但是如果走在水泥地或柏油路面，人工大理石上時，由於對於腳的衝擊很大，所以鞋底必須具有適當的厚度。

此外，比較胖的人負擔較大，會形成足底腱膜炎，也會產生長繭、水泡、蹠骨骨頭痛等症狀。另外，容易疲倦、血壓異常等成人病症狀和女性生理不順的現象也可能出現。也就是說，對腳造成的衝擊，對於腰和膝造成極大的影響，甚至會損害神經、損害身體的機能。

還有完全有腳底心的拱形鞋，看起來不像鞋子的代用品。腳底心對於人類的腳而言是非常重要的部分，沒有做出腳底拱形的鞋子不僅難穿，而且難以忍受。對於腳底心還沒有完全長好的孩子而言，穿了這種便宜的鞋子會形成扁平足。

＊防水性佳＝通氣性差？

通氣性差的鞋子代表，就是塑膠製的雨鞋、防寒鞋、警察、自衛隊員，土木作業員等穿的安全鞋。另外，棒球用的釘鞋、溜冰鞋，或是兒童用的便宜運動鞋等，都是屬於通氣性差的鞋子。

最近，發汗性良好，外側具有極佳防水性素材的鞋子上市了。但是，不注意時還是會買到通氣性差的鞋子，所以一定要確認素材的標示後再買。

穿通氣性差的鞋子，不僅腳臭，也會引起香港腳或趾甲變形。

＊太軟、太硬的鞋子都必須注意

軟皮製成的鞋子穿起來很舒服。但是，太軟也是問題。例如，沒有壓迫感，容易買到較軟的鞋子。雖然腳容易習慣，但是很快就會變形，必須經常更換，具有經濟上的問題。此外，不注意的話也可能會引起外翻拇趾或是趾甲的問題。

另一方面，用太硬的皮革做成的鞋子，會奪去腳的自由，使腳受到壓迫，使其機能衰退。即使沒達到這種情形，也可能會引起雞眼、長繭、蹠骨骨頭痛、鐵鎚趾等症狀。

＊「老人鞋」的開發

在戰前戰時日本的軍隊宣稱「不是讓鞋子合腳，而讓腳配合鞋子」。戰後國內行政對於國民健康造成重大影響的鞋子也不表關心。

不過，最近這種情況已經有點改觀了。

日本厚生省就成立了國立健康營養研究所研究機構。在九二年時，我成為這個研究所的委託研究員，以一年百萬日幣的研究費研究鞋子和腳。

九三年時成立了厚生省的長壽科學研究班。其中有一個生活支援機器開發班，年間有二百萬日幣的研究費，接下來的三年一直研究老人鞋的開發。研究老人能夠安全、舒適穿著的鞋子。但是，名稱並不好。因為就像老年人並不承認自己是「老人」，對於買這種鞋子會產生抵抗感。所以，好不容易開發的「老人鞋」也沒有人穿。此外，在日本鞋子的流通過程非常複雜，好不容易開發的「老人鞋」不會擺在店頭。不過，相信不久後的將來一定會在市場上上市。關於「老人鞋」，第七章中有詳細的說明。

九五年元月，日本通產省也成立了關於鞋子與健康的調查研究委員會。由八名委員組成，我是委員長。在二十年前，通產省調查日本人的腳形，後來就建立了現行的JIS規格。不過這二十年來，國人的身高逐漸長高，腳也變大，這個規格似乎已經不符需要了。所以很多人都覺得「不管到哪一間鞋店，鞋子都不合腳」，而感覺不方便。

那麼，到那裡才能發現合腳的鞋子呢？為了解決這個問題，考慮在全國設立學會委員會指定鞋的鞋店，目前正在收集資料進行調查。例如，將東京分為幾區，在這個區域內能夠成立為該區的人介紹穿合腳鞋子的店。

九五年時，公開募集以立體的方式測定人類的腳的電腦器具。在全國各大學、研究所共有四千件器具參加應徵。從中挑出一百件。

相信不久後日本的鞋業界會急速朝向好的方向發展。

*「治療鞋」是昂貴之花

雖然發展較遲，但是我長年主張的關於腳的健康與鞋子的關係，已經在行政方面得到廣泛的認同，鞋業界的想法也逐漸改善，對於鞋子的處理方式也改變了。

但是「以往辛苦找尋的治療鞋，希望能夠方便地買到」，要達到這個理想，似乎還有點困難。目前的現狀還沒有辦法達到這個理想。

因為國內並未建立能夠製造這種鞋子的學校。同時，也不像美國一樣建立處理鞋子的國家資格制度。所以不能將一切交給業界，必須由國家支持而建立學校，將資格制度的想法深入一般人心中。

現在為身體不方便的人，已製造出許多自助器具。此外，迎向高齡化社會的來臨，各種高齡者使用的方便道具也非常普遍。但是，為什麼重要的腳卻被忽略了呢？因為小兒麻痺或交通意外事故造成腳不方便，不能穿普通鞋子的人很多，而國內的鞋業界並沒有為這些人製造出特製的鞋子。

我自己就因為無法供給患者特製的鞋子而感到很困擾。以往患者的治療鞋，必須依賴製造義肢的店製作。雖然能做出來，是距離理想還差太遠。而且，每一個都是手工製品，因此價格非常昂貴。

鞋子對於社會生活而言是不可或缺的。為什麼不能以普通鞋子的價格做出好鞋子來呢？

希望在全國各處的鞋店，都能買到合腳鞋的日子儘早到來。

第六章

高明鞋子選擇法

＊鞋子的素材各有不同

鞋子大都是皮革製的，種類很多，配合使用目的的不同而分別使用。

經常使用的是牛皮製的鞋子。包括用小牛皮製成的高級鞋，公牛皮製成鞋底或中底等看不到的部分。

馬皮的耐用度比牛皮稍差，但是馬尾皮卻用來製造高級紳士鞋。

山羊皮薄而輕，而且具有韌性、張力，獨特的毛細孔產生質感，當成高級鞋使用。

豬皮的毛細孔具有特徵，耐磨、堅固，而且是通氣性極佳的皮革。以前，豬皮鞋廉價品的代名詞，但是現在由於染色和壓型加工的技術進步，也廣泛加以使用了。

羊皮柔而輕，具有極佳的防寒性。

此外，還有一種豬皮柔軟且富於韌性。

這些皮利用藥品鞣製，加工為可長時間使用的皮革。鞣製的技術包括利用金屬系礦物使其柔軟的鉻鞣，或是利用植物的單寧酸鞣，或是使用兩者使其柔軟耐用的

鞋子的構造

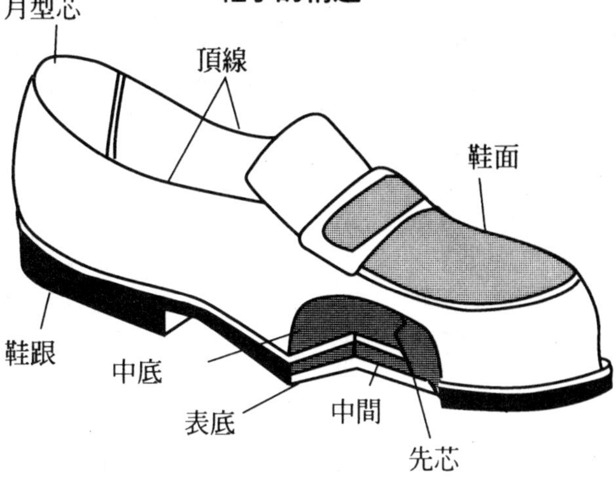

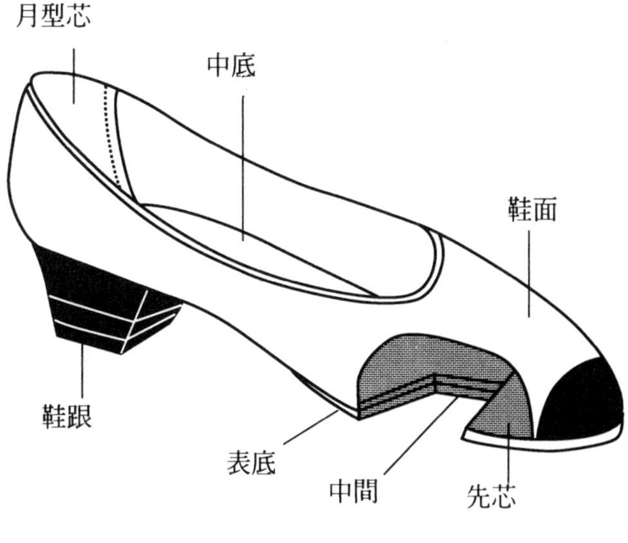

混合鞣等方法。而且，配合使用目的，加入各種加工技術，製造為鞋子的材料。

最近，化學纖維素材具有顯著的進步，也嘗試用以製造鞋子。使用一些能夠進行特殊編織的素材製成鞋子或運動鞋。此外，像太空服的素材，能隔絕外氣而完全保護皮膚，同時身體發散的汗能迅速排出體外，這時腳在鞋中的狀態好像人類置身於宇宙中的狀態一樣。也就是說，會使腳悶熱的鞋子裡的汗能排出鞋外，但是雨卻不會進入鞋內。

不論散步鞋或慢跑鞋等運動鞋，最近標示這類素材的製品在運動用品店很多。鞋底的素材包括皮革、塑膠、硬質的化學製品等，但是改良為質輕柔軟、堅固的鞋子也增加了。另外，底部加入氣體，可調節氣體量，使其更符合穿著者的腳的鞋子也上市了。

*穿之前的準備心態

根據先前的敘述，相信各位已經知道如何選擇好的鞋子，對於健康會造成極大的影響。那麼，實際上該如何選擇鞋子呢？

最好的鞋子就是不會讓人感覺是鞋子的鞋子，也就是比起赤腳而言更能使腳輕鬆的鞋子。

不管到哪一家鞋店，很多人都沒有辦法找到適合自己的鞋子，因為腳的形狀、肌肉的附著方式因人而異，各有不同。即使是同一個人，因為體重的增減，有時原本合腳的鞋子也會改變，或是因年齡的不同而改變。對於A而言是好鞋子，但是同一雙鞋子對於B而言不見得就適合，這就是要找好鞋子的困難之處。

買鞋子之前，一定要有以下的心理準備。

①腳的大小與形狀在坐的時候、站的時候、跑的時候都不同，必須配合目的選擇鞋子。

②早上和傍晚，開始工作時和工作終了時腳的大小也不同，在傍晚、工作終了後買鞋。

③因溫度不同，腳的大小也會改變，在太熱、太冷等溫度差距極端大的時候不要買鞋子。

④病中、病後腳會變小，必須注意。

腳大小的測量方法

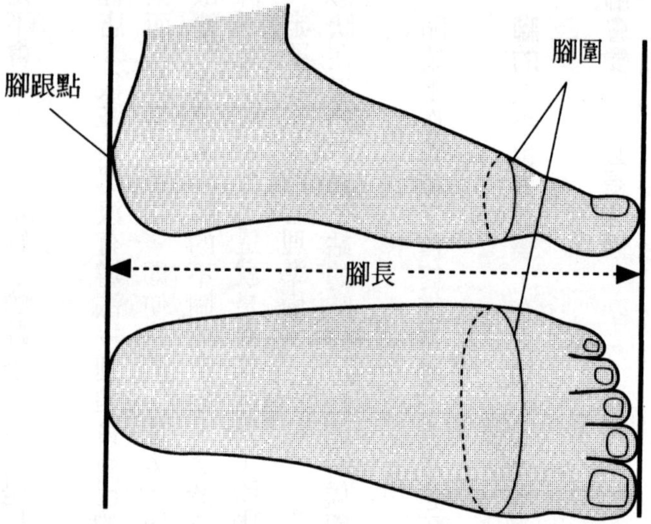

認。

⑤在鞋店試穿鞋子的時候不要踩在柔軟的地毯上，必須踩在較硬的地面上確

⑥選鞋子的時候如果鞋店老闆露出難看的表情，就不要向對方買。

⑦不滿意的鞋子絕對不要買。

⑧多花一些時間選鞋。

此外，為了選擇適當的鞋子，首先一定要了解自己腳的正確尺寸。市售的鞋子是依照國內的工業規格決定的。包含腳長、腳圍這二項。

測定的方法如一五二頁圖所示。基於好穿的理由，大都會選寬度較寬的二E或三E鞋，但是寬度較寬的鞋子腳趾在鞋內可能會彎曲，所以要穿比實際腳長更短的鞋子較好。正確地測量後，也許有些人會發現腳比自己所想的更長，或是寬度更狹窄。最好利用傍晚正確地測量。

*首先檢查幾項重點

找到喜歡的鞋子後，首先要檢查鞋子的七項重點。

①檢查接著部分

鞋跟部、腳尖、腳底心的接著、縫合是否完善，是否有縫隙或鬆動現象。

②用手輕輕摩擦

有沒有接縫處或釘子。鞋底、中底、墊子是否凹凸不平或有皺紋。

③仔細調查內側

腳底心的部分是否隆起過高。當然，沒有隆起的也不可以。

④用手按壓鞋子的前端部分

調查皮革的厚度。一下子就凹下去，或是太硬無法凹陷的都不好。

⑤彎曲鞋子

腳趾根部附近是否能彎曲。很難彎曲的鞋子穿起來不易行走。

⑥重量是否較輕

⑦擺在地面上從上方看

頂線是否為一直線，左右腳跟的平衡是否良好。

＊試穿時要仔細檢查

決定買鞋子前，一定要試穿再購買。必須確認的是腳在鞋子裡會不會滑動，是否有不舒適的部分。

①雙腳一起穿

不要只試穿第一隻鞋子照鏡子觀看型態，一定要穿左右兩隻鞋子。人類的腳不論何人，左右的大小都不同。雖然最近擁有相同設計，但左右腳尺寸可分別賣的鞋店已經出現了，但是大部分的鞋店都不是如此，因此一定要雙腳都試穿，選擇適合較大的腳的鞋子，另一隻腳感覺較鬆時，必須墊上鞋墊加以調節。

不光是站立，要利用以下各種不自然的姿勢試鞋子。腳後跟不會脫落，腳趾根部非常吻合才算及格。

②踮起腳跟

雙腳一起踮起腳跟，然後左右腳跟交互踮起。

③踮起腳尖

雙腳一起利用腳尖站立。然後左右交互用腳尖站立。檢查腳趾根部的彎曲度。腳跟不可以脫落。

④蹲下來

踮起腳尖，臀部牢牢地碰到腳跟。張開大腿。

⑤搖晃走路

以大步交叉的方式走路。

⑥體重充分置於腳的內側與外側站立。

⑦利用階梯等用腳跟或腳尖站立，上下運動。

⑧踮起腳尖輕跳。

＊決定大小的六大重點

接下來介紹穿鞋時決定大小的重點。

①觀察鞋子加諸於腳的力量

請看一五八頁圖的斜線部分，不可太鬆或太緊，必須完全吻合，尤其拇趾趾甲是否用力抵住前方必須注意。

②整個腳趾是否完全接觸鞋底

不要有任何一隻腳趾浮上來。此外，如果腳底心懸浮也不及格。

③腳在鞋子裡是否非常固定

腳背和腳跟的彎曲度是否吻合，腳底心是否能緊貼於底部，拇趾的根部是否牢牢地貼在鞋底。

④鞋的前端和拇趾之間是否有一公分的空隙

腳跟緊貼住鞋跟，用手指用力按壓鞋子的前端，如果鞋子會凹下去就及格了。如果不知道空隙的寬度時，先讓腳尖抵住鞋尖，在這種狀態下，腳跟和鞋子之間的距離如果能夠放入一枝鉛筆就及格了。

⑤腳跟是否牢牢固定

腳在鞋內移動，就算腳趾能自由活動，但腳跟一定要牢牢固定，不能移動。

⑥是否碰到足踝

穿上鞋子，內側、外側都不可以碰到足踝。此外，鉛筆放在頂線上，內側比外

選擇大小的重點

①觀察承受力量的情形

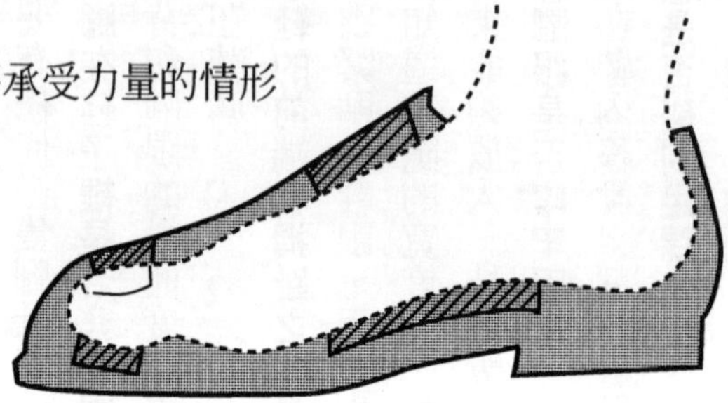

② 腳趾是否碰到鞋底

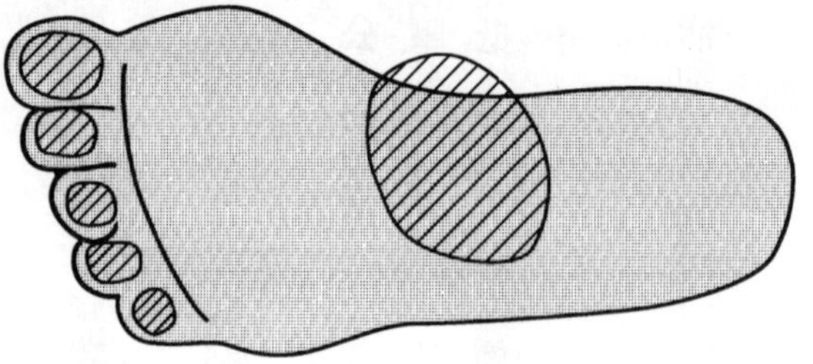

③ 腳是否固定

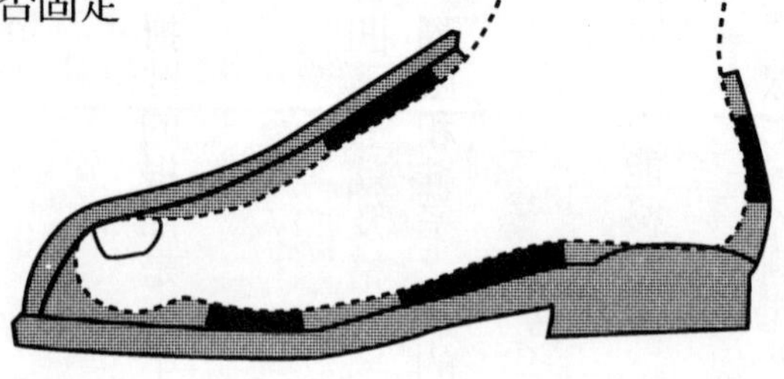

④腳尖碰到鞋尖時，腳跟部分
是否能放入一枝鉛筆

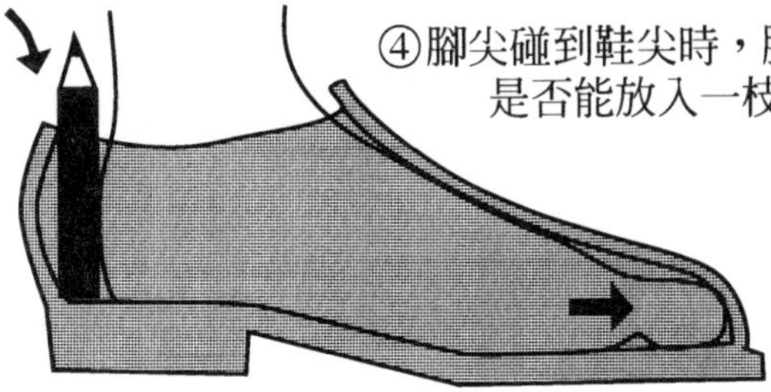

⑤腳跟是否固定

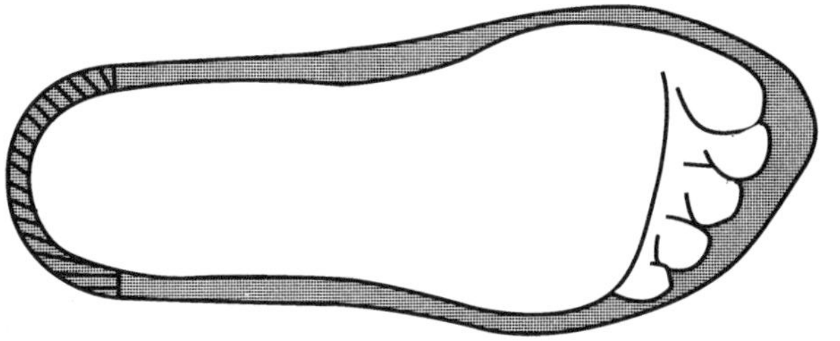

⑥足踝和頂線的檢查

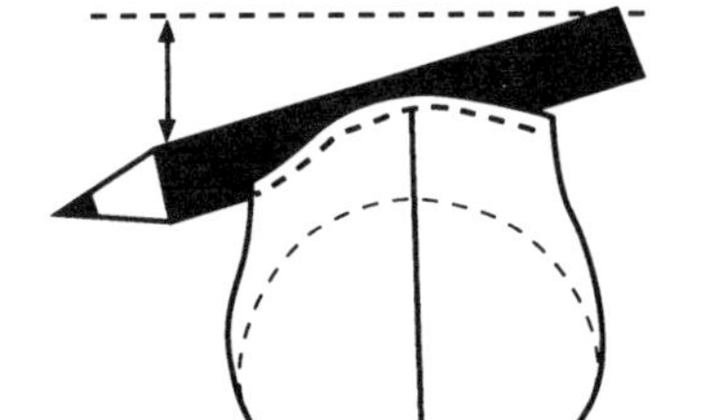

側高的鞋子比較好。

＊找值得信賴的鞋店

選鞋的時候，到底要到哪一家鞋店比較好呢？選擇鞋匠親手為顧客製作鞋子的鞋店，或是老店較好呢？還有一些鞋子賣場會販賣一些較時髦的鞋子，百貨公司裡也有各式鞋子。不過，選擇鞋子的重點與知名度無關。

總之，好的鞋店就是對於先前我所介紹的各種試穿法都能接受的鞋店。

具體而言，不是看到你手上拿著鞋子就不負責任地說「很適合你喔」而拼命推銷的店，而是「你要找什麼樣的鞋子呢？你的職業是否必須經常走路呢？還是坐辦公桌？這雙鞋子是什麼時候要穿的呢？」會仔細詢問，然後為你選擇鞋子，「你試試這雙吧！」找出你所需要的鞋子的形狀、素材和大小都不同的鞋子讓你試穿。如果鞋店老闆說「兩種都穿穿看。站在鏡子前面看一看嘛！」在這種有禮貌的店中試鞋子也會覺得舒服。

但是，大部分的鞋店都不會這麼有耐心地為你挑選鞋子，甚至面露難看的表情，令你根本不願意再挑選下去。但是，要選擇能夠支撐你的健康的好鞋子，還有什麼好考慮的呢！大方地試鞋子吧，如果對方露出不耐煩的表情，就不要買好了，而且也不要再到這家鞋店去了。

真正愛鞋子、重視顧客的鞋店，在你買了鞋子後，還會建議你該怎麼做才能使鞋子持久，穿起來舒服。當然能夠負責維修就更好了。如果是皮底的鞋子會為你說明處理的方法，先塗抹過鞋油再放入盒子裡，或是確認「平常會穿嗎？」然後噴一些防水噴霧劑。此外，有些鞋店會附送一些適合鞋子的清潔劑等。

＊訂做鞋子

最近，能為客人訂做鞋子的鞋店增加了。既然是訂做，價格當然貴一些，不過還是頗受人歡迎。

穿市售的鞋子感到不方便的人，可以訂做容易穿、合腳的鞋子。但是，卻很少聽人說「訂做鞋子真的很好」。這是怎麼一回事呢？因為，除了醫生開出處方訂做的鞋子以外，通常的狀況都沒有考慮醫學或人體工學的問題，而只是依照鞋店的想法來製作鞋子。

就算有一家很好的鞋店，能為顧客訂做鞋子，但是卻不能完全解除國人鞋子的難題。因為在國內穿鞋感到不方便的人，很難找到好的鞋店訂做鞋子。

希望能早日進行鞋店的改革，提升訂做鞋子的水準。

＊外國製的高級鞋較容易穿嗎

關於鞋子方面，國內的發展較歐美遲。

在鞋子開始普及的時候，並不是為了保護足或是為了行走所使用的工具，而是為了追求時髦而穿的。此外，在國內原則上在屋內要脫鞋，而歐美人士則過著一整天都穿鞋的生活。這種生活方式的差距，對於鞋的想法也產生了很大的差距。也就是說，一整天都穿著鞋的歐美會考慮腳和鞋子的關係而製作鞋子。

但是，外國製的鞋子是不是就很好呢？答案並不是如此，歐洲人士的腳和國人的腳有極大不同特徵。就是即使腳的長度相同，歐美人士的腳與國人的相比寬度較寬，而且腳背較高。因此，即使大小適合，也不見得能完全吻合。

尺寸的表示依國家的不同而各有不同。當然依廠牌的不同也有些差距。這一點和國產品同樣地，即使是同一廠牌，製作鞋子時所使用的木型也會使得尺寸產生微妙的差距。

在國內流行的海外高級精品鞋，大都只重視時髦性，並不是為了行走而製作的鞋子。不只是女用鞋，甚至連紳士鞋也選擇鞋尖較細的豪華型，並不適合日常穿著。

不論是輸入品或國產品，買鞋時一定要試穿，充分確認後再買。絕對不要在海外旅行時胡亂買鞋子回來當成禮物送給朋友。

＊配合TPO換鞋

運動時相信沒有人穿著上班時的鞋子。同樣地，日常生活中也應該配合TPO換鞋。

決定性關鍵在於腳。

具有光澤的黑色綁鞋帶鞋子是穿著禮服時使用的。而茶色的鞋帶子是上班時使用的。此外，還有參加典禮時或結婚時使用的鞋子。

最近，紳士鞋開始流行義大利鞋式的較輕、鞋跟較低的鞋子。目前適合上班族穿的鞋子開始普及。容易行走，營業員及學生可以穿這一類的鞋子。當然，主要進行走路運動時，要穿散步鞋。

對於女性而言，考慮身體和腳的健康，上班及在辦公時，或是參加宴會時不要穿同一雙鞋子。

工作時穿低跟的鞋子，容易活動。參加宴會時可配合服裝穿一些時髦的鞋子，搭車時可穿上運動襪配上散步鞋。在辦公室裡則穿低跟、合腳的鞋子。遇有正式場合時才換穿高跟鞋。

就好像在不同的場合化不同的妝、穿不同的衣服一樣。一定要先將腳擦乾淨，撒上一些古龍水，再換上襪子和鞋子。如果晚上參加宴會時，也可以穿上時髦的褲襪。換襪子對於腳的健康而言非常重要。高跟鞋不是實用的鞋子，但是在厚厚的地毯上踩一、二小時，腳還是可以忍受的。

但是，有些人卻不懂得配合場合穿鞋子。如果事前知道即將參加的場面，當然就可以準備，不過像一些公祭場面，冬天在吹著寒風的地方可能必須長時間站立。

配合TPO穿鞋子

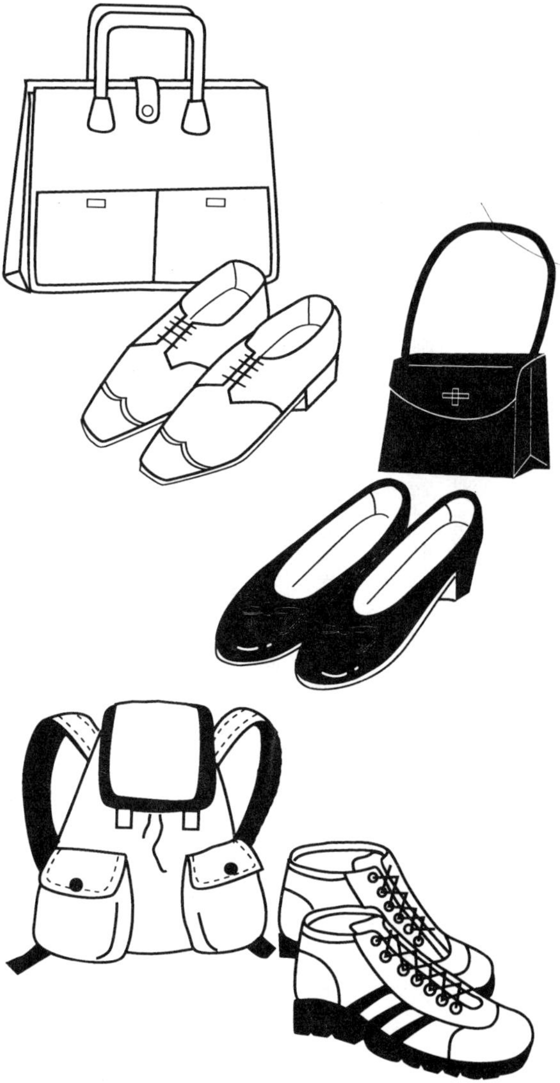

一些適合搭配禮服用的細小高級鞋子並不適合腳。經常聽到參加過葬禮後凍傷惡化的例子。此外，熬夜長時間正坐會使腳部浮腫，回家後穿鞋時發現鞋子太緊了。最可憐的是連腳的健康都受損了。如果不是參加慶祝的宴會，而是預定參加葬禮時，除了準備奠儀外，還必須注意鞋子。

＊襪子是支撐的力量

相信各位已了解合腳的鞋子的選擇方法了。不過，大家容易忽略的是在鞋子和腳之間的襪子。考慮鞋子和腳的關係，在中間位置的襪子也不容忽視。

襪子不光是包住腳的布而已。在我們的日常生活中，腳是身體中最容易置於不清潔狀態的部位。

首先是溫度，在鞋內的腳的溫度，夏天時為四十度以上，積存許多灰塵和汗。因此，一定要穿容易清洗的襪子才行。選擇綿製品或羊毛製品是比較好的素材。

此外，並不是整個腳底承受同樣的力量，像腳跟、腳趾部、腳背部（保護腳背的部分）是三個重點。襪子最容易消耗的就是這些部分，因此腳跟、拇趾前端最容易受損。所以，襪子每一部分的強度和素材也應該不同。

基於保護腳的觀點而言，第一蹠骨到第五蹠骨為止的中蹠骨關節（腳趾根部部分）必須充分保護，整個腳跟用同樣的素材覆蓋，而腳背部分則要選擇與腳的長軸平衡編織的襪子較好。

當然，適度保持腳的乾燥非常好。可是腳在鞋子裡大量發汗，因此必須選擇能夠充分吸收汗、去除濕氣的襪子，這一類的襪子也可以預防香港腳和長繭。

進口品中有很多對於腳的健康而言比較好的襪子。走路用、跑步用、打高爾夫球用、打網球用、打棒球用、打壘球用，登山用、踢足球用，打籃球用等等依運動方式不同、編織方式也不同的襪子應有盡有。

最近，國產品也有很多用途別的襪子上市。一般的運動襪物美價廉。上班、上學不要穿太薄的襪子，最好穿著能夠保護腳的運動襪，對健康比較好。

襪子中最大的問題就是女性的絲襪。

只穿著薄薄的絲襪去上班，是有害健康的，相信閱讀本書的讀者已經了解這一點了。考慮到身心健康的聰明女性，上班時除了絲襪以外，最好再加上一雙運動襪。

穿著適合走路的鞋子，隨身攜帶上班用的鞋子，或是將上班用的鞋子擺在辦公室裡以便更換。

另外，最近流行的彈性褲襪雖然穿起來舒服，但是卻會引起疾病。原本有靜脈瘤（腳的靜脈出現瘤狀血塊）的疾病的人要穿這種襪子。但是緊繃感讓人覺得很舒服，看起來腳比較細，因此深獲好評。可是事實上，這種緊繃感反而成為外翻拇趾的原因。

即使通勤時穿著散步鞋，在辦公室穿著防止外翻拇趾的上班鞋，可是一天穿著鞋子十小時以上，同時穿著具有彈性的褲襪綁住腳，當然不好。穿著褲襪時一定要檢查腳的部分是否過度被勒緊。

第七章

你的選鞋方式是否沒問題？

＊鞋子配合目的和年齡的七大變化

前章中已為各位介紹了選擇好鞋子的方法。

人類除了出生後一年的時間以外，到死為止都受到鞋子的照顧。長久的歲月中，不見得一定要採用相同的選擇鞋子的方式。

上班族在通勤、在外奔走或做運動時會配合目的穿不同的鞋子。

在此為各位介紹考慮年齡、腳和身體狀態的選擇方法。

＊穿不合腳的鞋子會阻礙智能發達

上了小學後還是扁平足，休息的時間玩接球時，小趾（第五趾）骨折，或是朝會的時間並不長卻倒下等，兒童身體異常的現象成為話題。但事實上在二、三十年前，在大都市中就已經注意到這個問題了。

以前的孩子每天的遊玩場所是泥土和砂地，樹根造成凹凸不平的自然地面。光著腳或是穿著木屐就能安全地跑跳遊玩，但是現在到處都是柏油路或人造石鋪設的路面，孩子們都穿鞋子。

現代兒童衰弱的原因有很多，但是我認為關於選鞋的方式和腳的健康方面大人的無知也是因素之一。不只是腳，兒童並不是大人的縮小版。尚在成長階段的孩子，骨骼和肌肉都不見得非常發達。

尤其是嬰幼兒的腳，足踝的形成不夠，只有柔軟的組織覆蓋。能夠保持身體的平衡，緩和來自路面所承受衝擊的腳底心還未發達。而骨骼與大人的相比，整個腳當中腳趾所占的比例較大，而腳趾根部較高，是非常不穩定的狀態，當然無法依賴。

在纖細狀態的幼兒期中，如果選手鞋子和走路方式錯誤時，會產生意想不到的機能障礙。

兒童每天不斷地成長，一定要配合成長穿鞋子。成長期的兒童如果穿著不適合的鞋子，不僅會損害腳，也會造成血液循環不良，阻礙身體的發育，同時也會阻礙智能的發達。

因此，絕對不可以穿會阻礙腳成長的鞋子。不過，也不能穿太寬鬆的鞋子。腳跟緊貼在鞋子的後方，而腳尖距離鞋尖超過一公分以上的鞋子絕對不能穿。

那麼，對於兒童而言什麼樣的鞋子才是好鞋子呢？

簡單地說，就是整體的形狀為扇形。腳尖的部分較圓，能夠使得腳趾擁有足夠的活動空間，能保護腳底，不只是鞋的內側，連腳跟內側也要受到保護，這點非常重要。此外，為了走路時能好好地踢地面，鞋底反彈的部分一定要和腳趾的彎曲度吻合。一定要牢記這些重點而選擇兒童鞋。

當然也必須充分考慮素材和鞋子的處理方法。幼兒期、成長期的兒童的腳會大量流汗。此外，經常在外遊玩，鞋子裡充滿泥沙，是非常不清潔的狀態。因為這個原因甚至會長雞眼或罹患香港腳。母親在孩子從外面回家時，不僅是手，連腳也要替孩子洗乾淨。

此外，也要檢查鞋子、襪子在一整天中的骯髒情形，必須勤於更換。鞋子骯髒了就要立刻清洗。兒童的鞋子一定要選擇通氣性佳、容易清洗的素材。

看到小孩在晴天時穿著較大的長靴走路的姿態很可愛。父母會認為一次買幾雙鞋子很不經濟，而且孩子喜歡長靴，穿著時看起來很可愛，所以就會讓他一直穿著一雙長靴，但是，長靴是用通氣性不佳的素材製造出來的。此外，即使清洗也難完

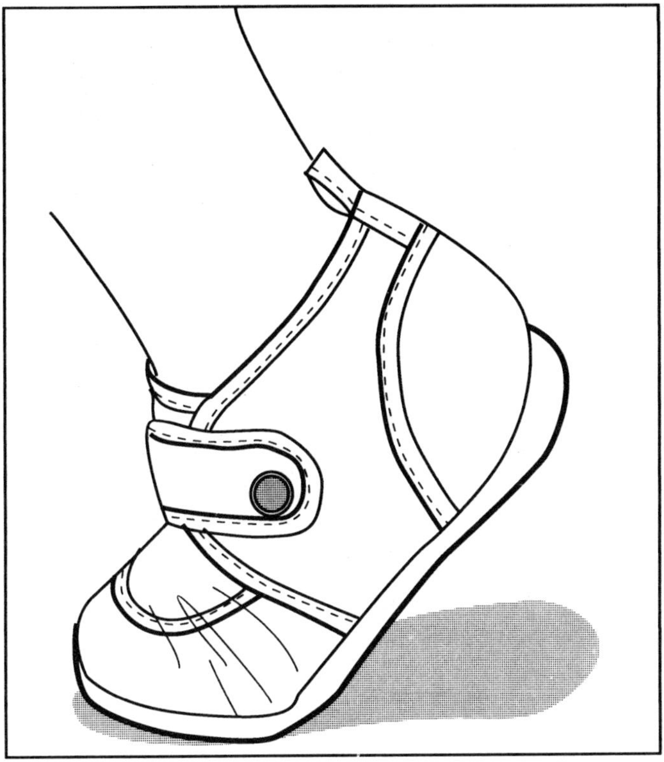

嬰兒鞋

理想嬰兒鞋的重點

1 容易穿脫
2 附有帶子，能使腳牢牢固定在鞋子裡
3 底能夠捲起，能防止絆倒

全乾燥。因此，讓孩子在玩泥巴或下雨時再穿長靴吧！

＊兒童的腳要靠父母保護

最近，嬰兒的營養狀態極佳、體格很好。但是，罹患扁平足的比例卻比以前增加了。父母希望孩子快點會站立、快點走路，而且看到小孩蹣跚學步的姿態，會覺得非常可愛。但是以腳的構造而言，到了三、四歲時，自己的腳還沒有辦法完全支撐自己的體重。拱形並未完全形成的腳步不穩的腳，如果是體格健壯的兒童勉強走路時，會使形成腳底心的韌帶出現拉長狀態，而容易罹患扁平足。扁平足是很難完全治好的腳的疾病之一。因此，從兒童開始用雙腳步行時，周圍的大人不要勉強讓幼小的孩子站立，或是走較長的距離。

真正疼愛孩子，絕對不要基於外觀看起來可愛或便宜等理由而選擇孩子的鞋子。還不會發牢騷的孩子，一定要讓他好好地試穿鞋子，由父親或母親為其挑選。兒童鞋中有些已完全包裝好而不能試穿。但是，讓可愛的孩子穿這種粗劣的鞋子，可說是喪失了育兒資格。

兒童就像竹筍一樣會不斷地長大，不只是身高和體重，連腳也會不斷地長大，所以一年可能要換穿大一號的鞋子，或是在幾週內腳的尺寸就會變大了。所以，必須勤於檢查鞋子是否合腳。

遺憾的是，能夠滿足先前列舉條件的鞋子幾乎都是進口品，而且價格也不便宜。但是，考慮到孩子的健康及智能的發育，絕對不要捨不得。

＊成長期的兒童要穿合腳的鞋子

兒童一天大部分的時間都是在幼稚園、小學、中學度過，如果忽略了穿合腳的鞋子，或是必須穿指定的鞋子，穿這種鞋子的時間很長，因此有泥沙和灰塵積存，且悶熱不清潔。

成長期的兒童腳長大的速度非常快，從學童期開始雖然穿起來合腳的鞋，可是也許三個月內就已經不能穿了。穿著太緊的鞋子很容易形成外翻拇趾、嵌甲或是雞眼等。

與其重視學校的校規，還不如重視健康。一定要注意孩子的鞋子。孩子小的時候還可以在老師和父母的照顧下每週洗鞋，到了學齡期後，有些學校規定到了學校就要換另一雙鞋子穿，因此這一類的鞋子很少擺在家中，父母也沒有辦法檢查。每個月至少有一次要孩子將學校穿的鞋子帶回家中，確認大小並清洗乾淨。

在嵌甲的部分已為各位敘述過了，從中學到大學時代，因為鞋子不合腳而可能出現許多問題。身為父母者一定要檢查鞋子磨損的情形和襪子的損害程度等，想像腳的狀態而多考慮一下。

無法參加社團或學業成績退步的原因大都出現在鞋子，也許很多人並不知道這一點。持續穿著不合腳的鞋子時，缺乏耐性、欠缺集中力。如果鞋子合腳，頭腦清晰，全身的肌肉也能正常發達，就能發揮實力，展現活動。

想參加社團活動，絕對不要購買便宜的運動鞋，從事劇烈運動時，要穿著專用的鞋子，所以必須配合腳的成長，讓孩子穿合腳的鞋子。

*生意成功的關鍵在於鞋子

從學校畢業後，我們大約有四十年的時間身為社會人士，必須不斷地努力工作。

尤其在大都市工作的人，幾乎都是上班族。關於上班族的成功法，市面上有許多出版品。當然，轉換想法、加深知識、累積經驗等都是生意成功不可或缺的條件，但事實上，鞋子也是成功的關鍵。

從通勤到營業活動，在上班的場合中一整天都穿著鞋子。因此，鞋子是工作時不可或缺的生意工具，所以一定要多花點時間選鞋子。如果吝惜選鞋子的時間和金錢的投資，則生意無法成功，一定要了解這一點。

尤其中年後，肌力、體力都減退，體重增加，與年輕時相比，對於腳造成的負擔增大。即使擁有充足的睡眠也無法去除的倦怠感和焦躁、集中力的減退，可能是因為鞋子不合腳或腳冷所造成的。腳的問題也可能會誘發高血壓、糖尿病、心臟病等慢性疾病，而不合腳的鞋子也會使這些症狀惡化。

必須準備上班鞋、通勤用、辦公室用、拜訪客戶用等鞋子，在一天之中配合目的換穿。

穿著合腳的鞋子，能夠增進你的健康，使氣力充實、湧現活力。有助於進行新的企畫，在生意上也能獲得成功。

一定要牢記選好鞋子的方法，穿著適合自己的腳的鞋子，將有助於生意的成功。

＊什麼鞋子最適合營業員

營業、收集資料、送貨等，在外面活動的機會較多的工作者，不適合穿上班的鞋子。綁鞋帶的鞋子或是鞋緣較深的鞋子不容易使腳疲倦。此外，鞋底或是腳跟較硬時，來自地面的衝擊會對腳、腰、內臟、腦等造成不良影響。與其重視耐久性，還不如選擇鞋底的緩衝性較佳的鞋子。

如果必須搬運較重的行李、器材、書本時，選擇鞋底穩固，用鞋帶固定的工作鞋最適合。因為用力踏腳時，重鞋比輕鞋更適合。

＊坐辦公桌的人可以考慮通勤鞋

一直持續坐在辦公室裡工作的人，最好以通勤為主體而考慮鞋子的選擇。

男性可以穿綁鞋帶的鞋子、不容易脫落的鞋子等。如果坐著的時間較多時，到了傍晚腳會發脹，只要利用鞋帶調整就可以了。剛開始穿的時候，不可以不調整鞋帶的鬆緊而持續穿著。

女性的情形要考慮安全性，鞋跟高度為五公分以下，而且以綁鞋帶的鞋子較佳。但是如果必須擠在車子裡，或是跑步趕車子，為避免鞋帶脫落，穿著沒有鞋帶的鞋子也不錯。

女用鞋的型態最多的就是，薄底淺口鞋或低跟鞋，事實上，腳在鞋內容易向前滑，所以前腳部會擠到鞋子的前端，這時對於趾甲、骨骼、關節、神經及血管會造成不良影響。而且在拇趾蹠趾關節容易形成瘤而造成外翻拇趾。此外，也容易引起不快感、情緒不穩定、身心症等意想不到的全身障礙。

坐在辦公室的人一定要注意這些事項，選擇通勤用的鞋子。

*保護一直站立的腳的鞋子

美容師、理容師、空服員、飯店的櫃台人員、護士、店員等，經常一整天站著的人特別需要注意鞋子。依工作場所地面建材的不同，保護腳的鞋子也不同。

在百貨公司、醫院、美容院等工作場所光滑的地面，要選擇鞋底不容易打滑、具有厚度、有緩衝性的鞋子。一旦滑倒時非常危險，來自硬地面的衝擊對膝和腰會造成不良影響，對身體不好。

相反地，在飯店、飛機上或是高級精品店等，舖著厚地毯的場所中工作一整天時，要穿鞋底較滑、輕便的鞋子。橡皮底或海棉底的鞋子容易形成摩擦阻力，對於膝和腰會造成過度負擔。

此外，如果穿著拖鞋或涼鞋持續站立，腳底、腳跟的肌肉會發炎。一定要穿著適當的鞋子保護腳，才能愉快地工作。

＊皮膚較弱的人要選柔軟的鞋子

金屬過敏或花粉症等有過敏煩惱的都市人增加了。皮膚較弱的人會磨破皮或一點點傷口而引起發炎。

這些人一定要選擇適合自己的腳、具有伸縮性的柔軟鞋子。蹴的部分能充分伸曲，選擇稍微有點餘裕的鞋子最適合。不要要求鞋子具有耐久性，穿得舒服是第一條件。當然，追求時髦則是第二條件。

鞋子的素材也必須要檢查，化學纖維的襪子不適合皮膚較弱的人，男性可以穿棉襪。如果不考慮堅固耐用的問題，則絲襪價格也很便宜。女用的褲襪中，最近也有一些針對過敏而設計的產品上市。即使不到過敏專賣店購買，利用郵購的方式也可買到。可以嘗試一下，找出適合自己的產品。

此外，外出回家時一定要洗腳。持續進行本書所介紹的照顧腳的方法，就能逐漸增強皮膚，成為就算穿普通鞋子或襪子也無妨的膚質。

＊注意關節的負擔度

年輕時充滿元氣，過了中年以後膝、腰受損的人很多。隨著加齡的老化現象任何人都會出現，所以一定要加以處理。

關於選鞋的方法，在前章中已介紹過了，在此再加上一些必須考慮的問題。

①穿較輕、鞋底較厚的鞋子

重的鞋子會對膝、腰造成負擔，而底部薄的鞋子來自地面的衝擊力會直接影響膝和腰。

②底由較厚、較軟的素材做成，蹴地的部分能充分伸曲。

③腳尖處留有空隙，腳跟能夠固定。

步行穩定就能減輕對關節的負擔，膝、腰受損的人可以在穿鞋時使用支撐拱形的器具。

選擇襪子的方式也必須注意。必須能夠穩定腳、緩和衝擊力，而且能夠防止腳和鞋子摩擦的襪子是最理想的。基於以上的想法，最好的選擇就是吸濕性佳的棉襪。

＊利用「老人鞋」得到長生

任何人都無法避免老化的現象，尤其是會很早出現在骨骼。駝背的老人最近很少見了，但是背骨或多或少會彎曲，有點駝背傾向，腰、脖子、肩膀關節的活動範圍逐漸變得狹窄。此外，老人性變形性脊椎症、老人性變形性關節症也有增加的傾向。

同一個人年紀大了之後走路的方式與年輕時不同。年輕時肌肉、骨骼、韌帶發達，體重的移動從腳的外側經過各腳趾的根部朝內側移動，利用拇趾根部蹴地，這在第三章中已說明過了，能以正確的節奏走路。但是高齡者伸展蹴地力衰退，好像從腳尖開始用力似地，感覺好像拖著腳一樣。或是反射神經遲鈍，動作緩慢，走路也變得很慢。平衡不良，絆到東西時容易跌倒。骨骼脆弱，稍微跌倒容易引起股骨骨折，甚至要過著臥病在床的生活。

走路方法和年輕人不同的高齡者，應該穿高齡者用的鞋子。以下所列舉的是我所認為的老人鞋的必要條件。

①輕而且絕對不會打滑。
②腳尖的部分比普通鞋子的更高。
③鞋子外側的傾斜度高一～二公釐。
④為了保持腳的溫度，防止磨破腳，內側要由柔軟的素材覆蓋。
⑤腳跟的部分較寬，向後方凸出。
⑥容易穿脫。
⑦半靴型。
⑧上方能充分固定。

⑨有蹠骨墊。
⑩形成腳的內側拱形。
⑪延長鞋跟的內側。

真正迎向高齡化社會的到來，看護及社會福利等問題堆積如山，對於鞋子的研究非常地慢。我敢說關於老人鞋的研究是由我最初開始的。在一九八五年四月八日的NHK節目中首次發表。

我認為能夠滿足老人鞋必要條件的鞋子，就是如以上所列條件的鞋子，不過欠缺時髦性，而且命名為「老人鞋」也許高齡者不喜歡，不過還有研究的餘地。

＊鞋子可以治好慢性疾病嗎？

醫師診察身體不自由的人，配合患者製作鞋子，稱為治療鞋或矯正鞋，或是整型外科矯正鞋。

有時疾病需要治療鞋。很多腳不方便的人都是罹患糖尿病、風濕或是神經障礙的患者。但是在國內，糖尿病或風濕的專門醫師都不會為患者製作鞋子。這的確是奇妙的事情。

風濕是構造學的疾病，是關節、骨骼、韌帶變形、變硬、僵硬而且會伴隨疼痛症狀出現。就算什麼都不穿也會疼痛。當疼痛增加時，甚至不能穿鞋子。

糖尿病則是末梢神經的疾病，不會感覺疼痛。因此，即使有小石頭進入鞋子裡，也感覺不到，引起磨破皮的現象也不覺得疼痛，最後形成嚴重的潰瘍。而且因為鞋子裡非常髒，容易引起各種感染，很難處理。美國於一九八九年腳的學會中最大的問題就在於糖尿病的討論。

風濕患者腳變形的情形強烈時，去看整型外科醫師，進行腳部手術，或是和醫師及鞋店商量製作合腳的鞋子，是很重要的事情。對於彎曲的腳希望能製作一雙合腳的鞋子，這是患者的正常想法，就算做出這樣的鞋子，也會立刻就不合穿了。

糖尿病患者為避免碰傷腳，必須選擇內側柔軟的包頭鞋，這一點和老人鞋一樣，經常照顧腳以防止引起潰瘍是第一要件。而且不是由患者，而是由家人注意這一點。因為患者不會感覺疼痛，所以在潰瘍之前的小傷本人無法察覺。潰瘍會通過角質層，甚至影響到肌肉部分，形成嚴重的狀態。這時就算醫師也治不好。一旦出現潰瘍時就不能穿鞋子了。而一旦引起潰瘍時，就算要製作能夠穿的鞋子也很困難。

治療鞋必須要請求製作義肢的店製作。但是，當然不可能做出時髦的鞋子。所以患者即使得到這類鞋子，也可能因為討厭而不願意穿。所以，當務之急是開發出兼具時髦性的治療鞋。

＊穿著配合體力與實力的運動鞋

近年來運動非常盛行。包括慢跑在內，各地都成立了運動中心，一般的中高年齡層也經常運動。在我國的鞋業界中，成長率最高的就是運動鞋。

運動鞋依運動種類的不同而有各種不同的鞋子。在此希望各位了解的是，一般人為了健康而穿的鞋子，和職業選手為了提升成績而穿的鞋子的不同點。

昂貴的職業用運動鞋對一般人而言，反而會損害腳或身體的健康。例如，對於慢跑或馬拉松感興趣的人，認為想穿著像奧運選手締造世界紀錄的鞋子應該不錯，但是這種想法是錯誤的。因為，選手每天所疊積的訓練是超乎我們的想像的，而且體力、肌力和腳力都與一般人不同。

形成回內位的腳的樣子

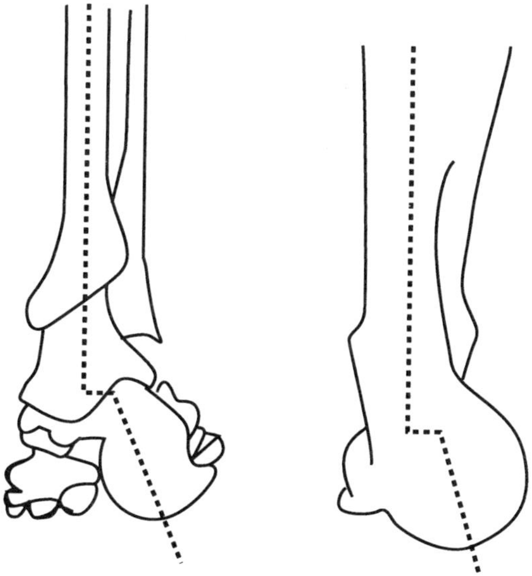

這些運動選手比賽時所穿的鞋子完全忽略機能、健康、安全性等，是完全為了提高成績而選擇的鞋子。極端地說，甚至只要能締造世界紀錄而跑一百公尺，只穿過一次就將鞋子丟掉了。

像這種跑鞋，底和上方（鞋背）非常薄，材質較輕，能夠發揮好像光腳時同樣的伸展力，因此跑步時所形成的衝擊波會直接影響到腳。沒有經過訓練的我們穿這樣的鞋子拼命跑，就會損傷腳和膝。

一般人為了健康著想，做運動時所穿的鞋子，首先要考慮安全性、機能性，必須防止扁平足，而且底部必須使用能充分吸收衝擊的素材製造才合格。此外，基於回內位性，不論是走路、跑跳時，腳脖子不是筆直的，而是如一八七頁圖所示朝內側彎。如果是輕度時沒有問題，具有暫時吸收加諸於腳的衝擊的作用。

以解剖學的觀點來看，人類的腳具有容易內轉的構造。支撐腳重心的場所非常複雜而且很小。對於這種腳的構造，當然要選擇能夠充分加以保護，以安全性為第一考量而製造的鞋子。

配合體力和實力的鞋子，一旦要和運動用品店好好地商量，試穿後再購買。

＊使腳看起來美麗的鞋子

女性選鞋時，即使是對腳好的鞋子，如果缺乏時髦性，可能也不想穿。當然希望自己的腳看起來非常修長美麗。

大家都知道高跟鞋穿起來會使腳看起來美麗，不過對於健康而言並不是好鞋子，相信各位已經了解這一點了。而低跟鞋只要選擇穿起來好像穿高跟鞋似的具有同樣效果的鞋子，就可以了。不見得設計奢華的鞋子就能使腳看起來美麗。在適合自己的腳的鞋子中，符合以下條件的鞋子也能使腳看起來修長、美麗。

首先是顏色。白色和鮮豔的顏色是膨脹色，會使腳看起來比平常更大。相反地，寒色系和黑色會使腳看起來較細。

其次是設計。請看一九〇頁，大小相同、形狀相同的鞋子，依設計的不同，有的看起來就覺得比較修長。

除了鞋跟的高度以外，要使腳看起來修長，只要在鞋子的剪裁上下工夫就可以了。

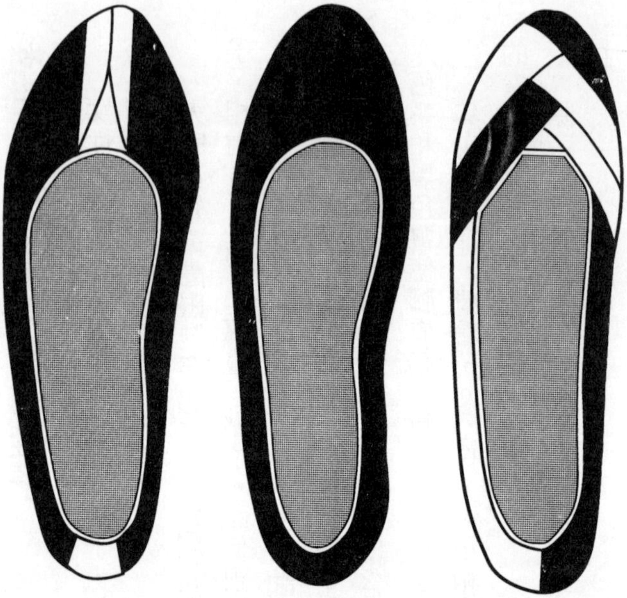

腳較細、腳背較薄的人，鞋子容易從腳跟脫落，走路時拖拖拉拉的。因此會選擇較小的鞋子，不過會產生弊端，這點在前面已經敘述過了。

腳較細的人腳跟也較細，在能夠給你好建議的店中，一定要多試穿一些鞋子再選購。選擇綁鞋帶的鞋子較為適合。

腳背較高的人選擇低而淺的設計的鞋子較好。V字型或綁鞋帶的鞋子，或是能夠利用帶子調節的鞋子最適合。

腳較寬、腳背較薄的人，穿著可利用帶子調節的低跟鞋較好。腳較寬的人可穿頭側開式鞋子。帶子的位置和寬度會給人完全不同的印象。肉較厚的人穿鞋口較寬的鞋子比較好。

最近，配合各種腳的特徵，利用各種木型，製作出看起來設計相同的鞋子。前往款式較多，且店員親切的店中找尋適合自己腳的鞋子吧！

此外，簡單就是最好的，外觀裝飾華麗的鞋子即使很美，但是穿起來不見得就會使腳看起來很美。

＊配合季節更換鞋子

在四季分明的國內，六月和十月是換季的季節。時髦的女性會準備夏天用、冬天用的鞋子，而通勤用的鞋子一般都選擇黑色的。

為使腳看起來更美，就必須考慮與全身服飾的搭配，配合TPO在先前已敘述過了，同時也必須配合季節，否則無法和服裝搭配。

腳的尺寸在暑熱的夏天會稍大，寒冷的冬天時較小。因此，在寒冷的冬天所購買的拍賣時的夏季鞋，到了要穿的時候可能會覺得鞋子太緊了。夏天購買冬天用的

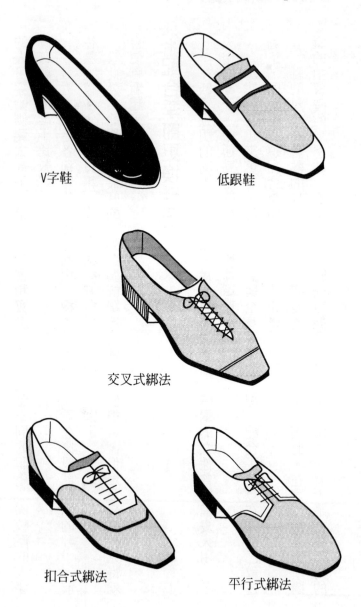

V字鞋

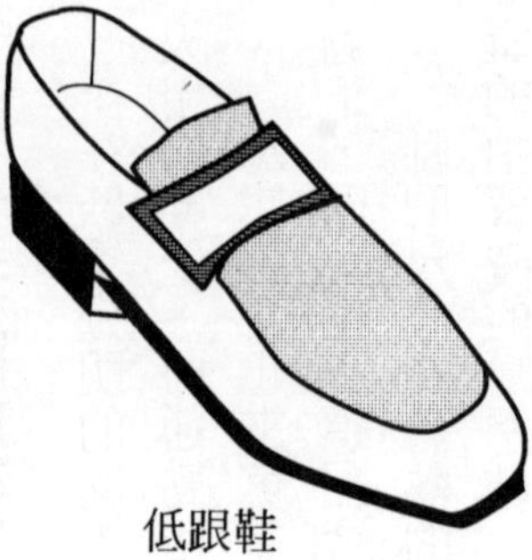

低跟鞋

交叉式綁法

扣合式綁法

平行式綁法

鞋子時，可能到了冬天穿覺得太鬆了，不過也許穿上厚的襪子就可以了。

下雨天必須穿著經過防水加工處理，不容易打滑，耐濕氣的鞋子；暑熱的夏季時則要選擇富於通氣性和吸濕性的鞋子。此外，冬天穿黑色等深色鞋子，夏天則穿白色等看起來涼爽的顏色的鞋子。

在國內，夏天時高溫多濕，為使腳能舒適地度過，鞋跟的高度大約一公分左右的涼鞋最適合。但是有時因為工作而不能穿這種鞋子，此時一定要選擇通氣性較佳的鞋子，對於腳的健康而言較好。

不只是鞋子，襪子在冬天、夏天時的素材和顏色也不相同。夏天時選擇棉製、吸濕性高的素材製成的襪子。女性在高溫多濕的夏天穿著褲襪，對於健康而言不會造成好的影響。最近有許多可舒適地度過夏天的製品上市。

關於顏色方面，夏天穿深色並不好看，相反地冬天時必須穿稍厚的襪子，做好保溫工作，但是，過度保溫會使腳在鞋子裡拼命流汗，而後接觸到寒冷的外氣時，因為寒冷腳底可能會凍傷。所以流汗後必須換襪子，請妥善地照顧腳。

＊延長鞋子壽命的方法

辛苦選來的鞋子一定要好好地處理，才能使其持久。

腳一週會流二千CC的汗，幾乎都會在鞋子裡發散。為保持鞋子的清潔、持久，喜歡的鞋子最好穿一天、休息一天以保持乾燥。

以下介紹平常穿鞋子的簡單照顧法。

①穿一天、休息一天。

②脫下後立刻處理。用刷子或柔軟的布去除灰塵，放在通風良好的陰涼處去除濕氣。

③擺入鞋箱裡時，必須保持半天通風的狀態，充分去除水分、乾燥後，再塞入捲成圓形的紙防止變形。

也可以一併放入乾燥劑。

④一週一次，放在陰涼處通風。此時要更換塞在鞋子裡的紙。

⑤二週一次，噴殺菌劑。仔細閱讀使用注意事項，在通風良好處使用。過敏的

人或是肌膚較弱的人最好不要使用。

⑥墊子二～三個月更換一次。

⑦換季時或是不常穿的鞋子，為了長期保管，由於鞋箱的下段容易帶有濕氣，所以最好放在上段。

⑧不要將鞋子放在密封處。

擦鞋的方法如下。經常穿的鞋子因為不耐寒及乾燥，所以如果保持乾燥的狀態保存時，皮革表面會裂開。所以換季後不穿的鞋子或不常穿的鞋子必須經常取出照顧。

①去除表面的灰塵。

②用清潔劑去除斑點。

③薄薄地塗上一層油。擱置一會兒待油的成分充分被吸入後，用乾布擦出光亮。

④交換乾燥劑，塞入圓形紙固定形狀。

春秋的長雨期或梅雨期時，必須選擇晴天將鞋子由鞋箱中取出，放在通風良好的地方陰乾。絕對要避免夏天的陽光直接照射。

＊準備好擦鞋用品

照顧鞋子用品一定要準備好。

因鞋子的素材不同，刷子的硬度、大小、清潔劑、鞋油等都不同。購買鞋子時一定要詢問清楚。

①鞋刷

包括去除灰塵用及塗抹鞋油用鞋刷。以顏色不同而分別使用。此外，也可利用舊牙刷。

②鞋油

為了產生光澤、著色、保色、保護表面而使用鞋油。以前為裝在瓶子裡，後來為裝入軟管內的糊狀鞋油，以及液體狀的油，可直接滴在海棉上擦式鞋子，各種型態都有。可以配合鞋子的顏色搭配使用。此外，因素材的不同或皮革的不同，不是每種鞋油都適用。買鞋時必須詢問清楚，最好和鞋子一併購買。

③清潔劑

去除污垢使用的物品。很容易和鞋油弄混。不過裝入管子裡是無色或近乎白色的為清潔劑。如果是皮鞋或合成皮革鞋，都可以使用。此外也有一些專用製品。

④油性乳液

動物性脂肪油。為了保護皮革的柔軟度所使用的。只有高級鞋才使用。皮底的鞋子在底面也可以塗抹。買鞋時最好能問清楚使用的方法。

⑤擦亮布

柔軟的棉布。也可以利用穿破的襪子。

⑥竹片、舊刷子、舊牙刷

用來去除鞋底的污垢、泥等。乾燥後再去除。

⑦防水噴霧劑

用來噴在皮鞋上以防水。不只在鞋店內，連百貨公司也買得到。最好在屋外使用，因為有危險性，所以不要蹲在玄關使用。

⑧硅製防水液

防水力比噴霧劑更強。可用附帶的刷子或柔軟的布塗抹。不只具有防水效果，而且使用後可使每天的處理變得很簡單，只要輕拭就非常乾淨。如果塗抹在接縫處，即使稍微沾到雨水，鞋子內也不會潮濕。

＊素材別鞋子照顧法

鞋子的照顧在穿著新買的鞋子前就應開始。

〔皮鞋〕

穿之前……為了去除水分，必須擦油性乳液，為避免形成傷痕和斑點，必須塗抹具有光澤的乳液。穿鞋之前先塗抹前項所介紹的硅製防水液，能保持皮革長久美麗。

穿之後……①用竹片、舊刷子等充分去除鞋底的泥和污垢。
②皮底製品要塗抹油。
③用刷子刷掉跟部、鞋帶、接縫的灰塵。
④表面的污垢利用布沾上清潔劑去除。
⑤鞋跟邊緣的污垢用清潔劑去除。

⑥用刷子塗抹乳液。秘訣是整個鞋子都要薄薄地塗上一層。
⑦用擦亮布充分擦亮。
⑧用吹風機吹乾內部的水分。吹風機的熱風不要直接碰到表面的皮革，否則成為裂開或變色的原因。
⑨最後要噴消臭劑。

〔絨皮鞋〕

穿之前……在距離二十公分處噴撒專用的防水噴霧劑。注意要噴均勻。而且要在屋外使用。
穿之後……①鞋底、內部的處理和皮鞋相同。
②利用專用刷子順著毛的排列刷理，去除污垢。
③刷子沾專用清潔劑，好像將毛刷起來似地，一邊刷一邊去除污垢。
④用牛油墨保持鮮明的顏色。油墨乾了之後用刷子逆向刷毛。
⑤噴防水噴霧劑。

〔布鞋〕

穿之前……距離約二十公分，噴撒布用的防水噴霧劑。

如果是單色系，先噴撒洗濯糊噴霧劑，以後要處理就很簡單了。

穿之後……①用刷子輕輕刷除污垢。

②髒污時用水洗淨。動作快一點，不要讓鞋子長久浸泡在水中，否則接著劑會脫落。

③為避免變形，要放在通風良好的陰涼處陰乾。

④充分乾燥後噴撒防水噴霧劑。

關於漆皮鞋、白鞋等，購買時最好仔細詢問店員處理的方法。

＊處理被雨打濕的鞋子

被雨打濕一天的皮鞋，需要利用一個月的晴天來處理。因為皮很容易吸收水分。

回家後就要立刻處理。

①內部的污垢用乾布擦拭掉。

②稍微乾燥後如果白色的鹽分浮出來，則用含水布擦拭掉。絕對不要用力摩擦

或拉扯，否則會拉長皮革。

③充分擦拭掉鹽分後，用乾布輕輕擦拭。

④如果連鞋子內部都濕的話，將報紙捲起塞入。報紙一旦沾濕時墨會滲出，因此要用白紙覆蓋。

⑤配合濕的情形，每隔十五～三十分鐘更換塞入的報紙。

⑥乾燥後放入木型以避免變形。

⑦放在通風良好、沒有濕氣的地方。暫時不要放入鞋箱。

乾燥後出現斑點時，要利用清潔劑去除。此外，因為油分已經完全沒有了，所以要塗抹油性乳液。如果皮革拉長，無法恢復原狀，只能利用墊子等調整後再穿。

漆皮鞋能稍微排開雨水，但是如果有裂縫或裡面滲水時，反而不容易乾燥，因此不可怠忽處理。

此外，防水性較高的鞋子或雨天穿的鞋子，可在屋外穿，進入辦公室後則換穿乾的鞋子，這才是保護雙腳健康的秘訣。

・法律專欄連載・電腦編號 58

台大法學院 法律學系／策劃
法律服務社／編著

1. 別讓您的權利睡著了 [1] 200元
2. 別讓您的權利睡著了 [2] 200元

・秘傳占卜系列・電腦編號 14

1. 手相術	淺野八郎著	150元
2. 人相術	淺野八郎著	150元
3. 西洋占星術	淺野八郎著	150元
4. 中國神奇占卜	淺野八郎著	150元
5. 夢判斷	淺野八郎著	150元
6. 前世、來世占卜	淺野八郎著	150元
7. 法國式血型學	淺野八郎著	150元
8. 靈感、符咒學	淺野八郎著	150元
9. 紙牌占卜學	淺野八郎著	150元
10. ESP超能力占卜	淺野八郎著	150元
11. 猶太數的秘術	淺野八郎著	150元
12. 新心理測驗	淺野八郎著	160元
13. 塔羅牌預言秘法	淺野八郎著	200元

・趣味心理講座・電腦編號 15

1. 性格測驗① 探索男與女	淺野八郎著	140元
2. 性格測驗② 透視人心奧秘	淺野八郎著	140元
3. 性格測驗③ 發現陌生的自己	淺野八郎著	140元
4. 性格測驗④ 發現你的真面目	淺野八郎著	140元
5. 性格測驗⑤ 讓你們吃驚	淺野八郎著	140元
6. 性格測驗⑥ 洞穿心理盲點	淺野八郎著	140元
7. 性格測驗⑦ 探索對方心理	淺野八郎著	140元
8. 性格測驗⑧ 由吃認識自己	淺野八郎著	160元
9. 性格測驗⑨ 戀愛知多少	淺野八郎著	160元
10. 性格測驗⑩ 由裝扮瞭解人心	淺野八郎著	160元

11.	性格測驗⑪ 敲開內心玄機	淺野八郎著	140 元
12.	性格測驗⑫ 透視你的未來	淺野八郎著	160 元
13.	血型與你的一生	淺野八郎著	160 元
14.	趣味推理遊戲	淺野八郎著	160 元
15.	行為語言解析	淺野八郎著	160 元

·婦幼天地· 電腦編號 16

1.	八萬人減肥成果	黃靜香譯	180 元
2.	三分鐘減肥體操	楊鴻儒譯	150 元
3.	窈窕淑女美髮秘訣	柯素娥譯	130 元
4.	使妳更迷人	成　玉譯	130 元
5.	女性的更年期	官舒妍編譯	160 元
6.	胎內育兒法	李玉瓊編譯	150 元
7.	早產兒袋鼠式護理	唐岱蘭譯	200 元
8.	初次懷孕與生產	婦幼天地編譯組	180 元
9.	初次育兒 12 個月	婦幼天地編譯組	180 元
10.	斷乳食與幼兒食	婦幼天地編譯組	180 元
11.	培養幼兒能力與性向	婦幼天地編譯組	180 元
12.	培養幼兒創造力的玩具與遊戲	婦幼天地編譯組	180 元
13.	幼兒的症狀與疾病	婦幼天地編譯組	180 元
14.	腿部苗條健美法	婦幼天地編譯組	180 元
15.	女性腰痛別忽視	婦幼天地編譯組	150 元
16.	舒展身心體操術	李玉瓊編譯	130 元
17.	三分鐘臉部體操	趙薇妮著	160 元
18.	生動的笑容表情術	趙薇妮著	160 元
19.	心曠神怡減肥法	川津祐介著	130 元
20.	內衣使妳更美麗	陳玄茹譯	130 元
21.	瑜伽美姿美容	黃靜香編著	180 元
22.	高雅女性裝扮學	陳珮玲譯	180 元
23.	蠶糞肌膚美顏法	坂梨秀子著	160 元
24.	認識妳的身體	李玉瓊譯	160 元
25.	產後恢復苗條體態	居理安・芙萊喬著	200 元
26.	正確護髮美容法	山崎伊久江著	180 元
27.	安琪拉美姿養生學	安琪拉蘭斯博瑞著	180 元
28.	女體性醫學剖析	增田豐著	220 元
29.	懷孕與生產剖析	岡部綾子著	180 元
30.	斷奶後的健康育兒	東城百合子著	220 元
31.	引出孩子幹勁的責罵藝術	多湖輝著	170 元
32.	培養孩子獨立的藝術	多湖輝著	170 元
33.	子宮肌瘤與卵巢囊腫	陳秀琳編著	180 元
34.	下半身減肥法	納他夏・史達賓著	180 元
35.	女性自然美容法	吳雅菁編著	180 元
36.	再也不發胖	池園悅太郎著	170 元

37. 生男生女控制術	中垣勝裕著	220 元
38. 使妳的肌膚更亮麗	楊　皓編著	170 元
39. 臉部輪廓變美	芝崎義夫著	180 元
40. 斑點、皺紋自己治療	高須克彌著	180 元
41. 面皰自己治療	伊藤雄康著	180 元
42. 隨心所欲瘦身冥想法	原久子著	180 元
43. 胎兒革命	鈴木丈織著	180 元
44. NS 磁氣平衡法塑造窈窕奇蹟	古屋和江著	180 元
45. 享瘦從腳開始	山田陽子著	180 元
46. 小改變瘦 4 公斤	宮本裕子著	180 元
47. 軟管減肥瘦身	高橋輝男著	180 元
48. 海藻精神秘美容法	劉名揚編著	180 元
49. 肌膚保養與脫毛	鈴木真理著	180 元
50. 10 天減肥 3 公斤	彤雲編輯組	180 元

·青春天地·電腦編號 17

1. A 血型與星座	柯素娥編譯	160 元
2. B 血型與星座	柯素娥編譯	160 元
3. O 血型與星座	柯素娥編譯	160 元
4. AB 血型與星座	柯素娥編譯	120 元
5. 青春期性教室	呂貴嵐編譯	130 元
6. 事半功倍讀書法	王毅希編譯	150 元
7. 難解數學破題	宋釗宜編譯	130 元
8. 速算解題技巧	宋釗宜編譯	130 元
9. 小論文寫作秘訣	林顯茂編譯	120 元
11. 中學生野外遊戲	熊谷康編著	120 元
12. 恐怖極短篇	柯素娥編譯	130 元
13. 恐怖夜話	小毛驢編譯	130 元
14. 恐怖幽默短篇	小毛驢編譯	120 元
15. 黑色幽默短篇	小毛驢編譯	120 元
16. 靈異怪談	小毛驢編譯	130 元
17. 錯覺遊戲	小毛驢編著	130 元
18. 整人遊戲	小毛驢編著	150 元
19. 有趣的超常識	柯素娥編譯	130 元
20. 哦！原來如此	林慶旺編譯	130 元
21. 趣味競賽 100 種	劉名揚編譯	120 元
22. 數學謎題入門	宋釗宜編譯	150 元
23. 數學謎題解析	宋釗宜編譯	150 元
24. 透視男女心理	林慶旺編譯	120 元
25. 少女情懷的自白	李桂蘭編譯	120 元
26. 由兄弟姊妹看命運	李玉瓊編譯	130 元
27. 趣味的科學魔術	林慶旺編譯	150 元

28. 趣味的心理實驗室	李燕玲編譯	150元
29. 愛與性心理測驗	小毛驢編譯	130元
30. 刑案推理解謎	小毛驢編譯	130元
31. 偵探常識推理	小毛驢編譯	130元
32. 偵探常識解謎	小毛驢編譯	130元
33. 偵探推理遊戲	小毛驢編譯	130元
34. 趣味的超魔術	廖玉山編著	150元
35. 趣味的珍奇發明	柯素娥編著	150元
36. 登山用具與技巧	陳瑞菊編著	150元

・健康天地・電腦編號 18

1. 壓力的預防與治療	柯素娥編譯	130元
2. 超科學氣的魔力	柯素娥編譯	130元
3. 尿療法治病的神奇	中尾良一著	130元
4. 鐵證如山的尿療法奇蹟	廖玉山譯	120元
5. 一日斷食健康法	葉慈容編譯	150元
6. 胃部強健法	陳炳崑譯	120元
7. 癌症早期檢查法	廖松濤譯	160元
8. 老人痴呆症防止法	柯素娥編譯	130元
9. 松葉汁健康飲料	陳麗芬編譯	130元
10. 揉肚臍健康法	永井秋夫著	150元
11. 過勞死、猝死的預防	卓秀貞編譯	130元
12. 高血壓治療與飲食	藤山順豐著	150元
13. 老人看護指南	柯素娥編譯	150元
14. 美容外科淺談	楊啟宏著	150元
15. 美容外科新境界	楊啟宏著	150元
16. 鹽是天然的醫生	西英司郎著	140元
17. 年輕十歲不是夢	梁瑞麟譯	200元
18. 茶料理治百病	桑野和民著	180元
19. 綠茶治病寶典	桑野和民著	150元
20. 杜仲茶養顏減肥法	西田博著	150元
21. 蜂膠驚人療效	瀨長良三郎著	180元
22. 蜂膠治百病	瀨長良三郎著	180元
23. 醫藥與生活㈠	鄭炳全著	180元
24. 鈣長生寶典	落合敏著	180元
25. 大蒜長生寶典	木下繁太郎著	160元
26. 居家自我健康檢查	石川恭三著	160元
27. 永恆的健康人生	李秀鈴譯	200元
28. 大豆卵磷脂長生寶典	劉雪卿譯	150元
29. 芳香療法	梁艾琳譯	160元
30. 醋長生寶典	柯素娥譯	180元
31. 從星座透視健康	席拉・吉蒂斯著	180元
32. 愉悅自在保健學	野本二士夫著	160元

33. 裸睡健康法	丸山淳士等著	160 元
34. 糖尿病預防與治療	藤田順豐著	180 元
35. 維他命長生寶典	菅原明子著	180 元
36. 維他命 C 新效果	鐘文訓編	150 元
37. 手、腳病理按摩	堤芳朗著	160 元
38. AIDS 瞭解與預防	彼得塔歇爾著	180 元
39. 甲殼質殼聚糖健康法	沈永嘉譯	160 元
40. 神經痛預防與治療	木下真男著	160 元
41. 室內身體鍛鍊法	陳炳崑編著	160 元
42. 吃出健康藥膳	劉大器編著	180 元
43. 自我指壓術	蘇燕謀編著	160 元
44. 紅蘿蔔汁斷食療法	李玉瓊編著	150 元
45. 洗心術健康秘法	竺翠萍編譯	170 元
46. 枇杷葉健康療法	柯素娥編譯	180 元
47. 抗衰血癒	楊啟宏著	180 元
48. 與癌搏鬥記	逸見政孝著	180 元
49. 冬蟲夏草長生寶典	高橋義博著	170 元
50. 痔瘡・大腸疾病先端療法	宮島伸宜著	180 元
51. 膠布治癒頑固慢性病	加瀨建造著	180 元
52. 芝麻神奇健康法	小林貞作著	170 元
53. 香煙能防止癡呆？	高田明和著	180 元
54. 穀菜食治癌療法	佐藤成志著	180 元
55. 貼藥健康法	松原英多著	180 元
56. 克服癌症調和道呼吸法	帶津良一著	180 元
57. B 型肝炎預防與治療	野村喜重郎著	180 元
58. 青春永駐養生導引術	早島正雄著	180 元
59. 改變呼吸法創造健康	原久子著	180 元
60. 荷爾蒙平衡養生秘訣	出村博著	180 元
61. 水美肌健康法	井戶勝富著	170 元
62. 認識食物掌握健康	廖梅珠編著	170 元
63. 痛風劇痛消除法	鈴木吉彥著	180 元
64. 酸莖菌驚人療效	上田明彥著	180 元
65. 大豆卵磷脂治現代病	神津健一著	200 元
66. 時辰療法—危險時刻凌晨 4 時	呂建強等著	180 元
67. 自然治癒力提升法	帶津良一著	180 元
68. 巧妙的氣保健法	藤平墨子著	180 元
69. 治癒 C 型肝炎	熊田博光著	180 元
70. 肝臟病預防與治療	劉名揚編著	180 元
71. 腰痛平衡療法	荒井政信著	180 元
72. 根治多汗症、狐臭	稻葉益巳著	220 元
73. 40 歲以後的骨質疏鬆症	沈永嘉譯	180 元
74. 認識中藥	松下一成著	180 元
75. 認識氣的科學	佐佐木茂美著	180 元
76. 我戰勝了癌症	安田伸著	180 元

77.	斑點是身心的危險信號	中野進著	180元
78.	艾波拉病毒大震撼	玉川重德著	180元
79.	重新還我黑髮	桑名隆一郎著	180元
80.	身體節律與健康	林博史著	180元
81.	生薑治萬病	石原結實著	180元
82.	靈芝治百病	陳瑞東著	180元
83.	木炭驚人的威力	大槻彰著	200元
84.	認識活性氧	井土貴司著	180元
85.	深海鮫治百病	廖玉山編著	180元
86.	神奇的蜂王乳	井上丹治著	180元
87.	卡拉OK健腦法	東潔著	180元
88.	卡拉OK健康法	福田伴男著	180元
89.	醫藥與生活㈡	鄭炳全著	200元
90.	洋蔥治百病	宮尾興平著	180元

・實用女性學講座・電腦編號 19

1.	解讀女性內心世界	島田一男著	150元
2.	塑造成熟的女性	島田一男著	150元
3.	女性整體裝扮學	黃靜香編著	180元
4.	女性應對禮儀	黃靜香編著	180元
5.	女性婚前必修	小野十傳著	200元
6.	徹底瞭解女人	田口二州著	180元
7.	拆穿女性謊言88招	島田一男著	200元
8.	解讀女人心	島田一男著	200元
9.	俘獲女性絕招	志賀貢著	200元
10.	愛情的壓力解套	中村理英子著	200元

・校園系列・電腦編號 20

1.	讀書集中術	多湖輝著	150元
2.	應考的訣竅	多湖輝著	150元
3.	輕鬆讀書贏得聯考	多湖輝著	150元
4.	讀書記憶秘訣	多湖輝著	150元
5.	視力恢復！超速讀術	江錦雲譯	180元
6.	讀書36計	黃柏松編著	180元
7.	驚人的速讀術	鐘文訓編著	170元
8.	學生課業輔導良方	多湖輝著	180元
9.	超速讀超記憶法	廖松濤編著	180元
10.	速算解題技巧	宋釗宜編著	200元
11.	看圖學英文	陳炳崑編著	200元
12.	讓孩子最喜歡數學	沈永嘉譯	180元

・實用心理學講座・電腦編號 21

1.	拆穿欺騙伎倆	多湖輝著	140 元
2.	創造好構想	多湖輝著	140 元
3.	面對面心理術	多湖輝著	160 元
4.	偽裝心理術	多湖輝著	140 元
5.	透視人性弱點	多湖輝著	140 元
6.	自我表現術	多湖輝著	180 元
7.	不可思議的人性心理	多湖輝著	180 元
8.	催眠術入門	多湖輝著	150 元
9.	責罵部屬的藝術	多湖輝著	150 元
10.	精神力	多湖輝著	150 元
11.	厚黑說服術	多湖輝著	150 元
12.	集中力	多湖輝著	150 元
13.	構想力	多湖輝著	150 元
14.	深層心理術	多湖輝著	160 元
15.	深層語言術	多湖輝著	160 元
16.	深層說服術	多湖輝著	180 元
17.	掌握潛在心理	多湖輝著	160 元
18.	洞悉心理陷阱	多湖輝著	180 元
19.	解讀金錢心理	多湖輝著	180 元
20.	拆穿語言圈套	多湖輝著	180 元
21.	語言的內心玄機	多湖輝著	180 元
22.	積極力	多湖輝著	180 元

・超現實心理講座・電腦編號 22

1.	超意識覺醒法	詹蔚芬編譯	130 元
2.	護摩秘法與人生	劉名揚編譯	130 元
3.	秘法！超級仙術入門	陸明譯	150 元
4.	給地球人的訊息	柯素娥編著	150 元
5.	密教的神通力	劉名揚編著	130 元
6.	神秘奇妙的世界	平川陽一著	180 元
7.	地球文明的超革命	吳秋嬌譯	200 元
8.	力量石的秘密	吳秋嬌譯	180 元
9.	超能力的靈異世界	馬小莉譯	200 元
10.	逃離地球毀滅的命運	吳秋嬌譯	200 元
11.	宇宙與地球終結之謎	南山宏著	200 元
12.	驚世奇功揭秘	傅起鳳著	200 元
13.	啟發身心潛力心象訓練法	栗田昌裕著	180 元
14.	仙道術遁甲法	高藤聰一郎著	220 元
15.	神通力的秘密	中岡俊哉著	180 元
16.	仙人成仙術	高藤聰一郎著	200 元

17. 仙道符咒氣功法	高藤聰一郎著	220元
18. 仙道風水術尋龍法	高藤聰一郎著	200元
19. 仙道奇蹟超幻像	高藤聰一郎著	200元
20. 仙道鍊金術房中法	高藤聰一郎著	200元
21. 奇蹟超醫療治癒難病	深野一幸著	220元
22. 揭開月球的神秘力量	超科學研究會	180元
23. 西藏密教奧義	高藤聰一郎著	250元
24. 改變你的夢術入門	高藤聰一郎著	250元

・養 生 保 健・電腦編號 23

1. 醫療養生氣功	黃孝寬著	250元
2. 中國氣功圖譜	余功保著	230元
3. 少林醫療氣功精粹	井玉蘭著	250元
4. 龍形實用氣功	吳大才等著	220元
5. 魚戲增視強身氣功	宮　嬰著	220元
6. 嚴新氣功	前新培金著	250元
7. 道家玄牝氣功	張　章著	200元
8. 仙家秘傳袪病功	李遠國著	160元
9. 少林十大健身功	秦慶豐著	180元
10. 中國自控氣功	張明武著	250元
11. 醫療防癌氣功	黃孝寬著	250元
12. 醫療強身氣功	黃孝寬著	250元
13. 醫療點穴氣功	黃孝寬著	250元
14. 中國八卦如意功	趙維漢著	180元
15. 正宗馬禮堂養氣功	馬禮堂著	420元
16. 秘傳道家筋經內丹功	王慶餘著	280元
17. 三元開慧功	辛桂林著	250元
18. 防癌治癌新氣功	郭　林著	180元
19. 禪定與佛家氣功修煉	劉天君著	200元
20. 顛倒之術	梅自強著	360元
21. 簡明氣功辭典	吳家駿編	360元
22. 八卦三合功	張全亮著	230元
23. 朱砂掌健身養生功	楊永著	250元
24. 抗老功	陳九鶴著	230元
25. 意氣按穴排濁自療法	黃啟運編著	250元

・社會人智囊・電腦編號 24

1. 糾紛談判術	清水增三著	160元
2. 創造關鍵術	淺野八郎著	150元
3. 觀人術	淺野八郎著	180元
4. 應急詭辯術	廖英迪編著	160元

5. 天才家學習術	木原武一著	160 元
6. 貓型狗式鑑人術	淺野八郎著	180 元
7. 逆轉運掌握術	淺野八郎著	180 元
8. 人際圓融術	澀谷昌三著	160 元
9. 解讀人心術	淺野八郎著	180 元
10. 與上司水乳交融術	秋元隆司著	180 元
11. 男女心態定律	小田晉著	180 元
12. 幽默說話術	林振輝編著	200 元
13. 人能信賴幾分	淺野八郎著	180 元
14. 我一定能成功	李玉瓊譯	180 元
15. 獻給青年的嘉言	陳蒼杰譯	180 元
16. 知人、知面、知其心	林振輝編著	180 元
17. 塑造堅強的個性	坂上肇著	180 元
18. 為自己而活	佐藤綾子著	180 元
19. 未來十年與愉快生活有約	船井幸雄著	180 元
20. 超級銷售話術	杜秀卿譯	180 元
21. 感性培育術	黃靜香編著	180 元
22. 公司新鮮人的禮儀規範	蔡媛惠譯	180 元
23. 傑出職員鍛鍊術	佐佐木正著	180 元
24. 面談獲勝戰略	李芳黛譯	180 元
25. 金玉良言撼人心	森純大著	180 元
26. 男女幽默趣典	劉華亭編著	180 元
27. 機智說話術	劉華亭編著	180 元
28. 心理諮商室	柯素娥譯	180 元
29. 如何在公司崢嶸頭角	佐佐木正著	180 元
30. 機智應對術	李玉瓊編著	200 元
31. 克服低潮良方	坂野雄二著	180 元
32. 智慧型說話技巧	沈永嘉編著	180 元
33. 記憶力、集中力增進術	廖松濤編著	180 元
34. 女職員培育術	林慶旺編著	180 元
35. 自我介紹與社交禮儀	柯素娥編著	180 元
36. 積極生活創幸福	田中真澄著	180 元
37. 妙點子超構想	多湖輝著	180 元
38. 說 NO 的技巧	廖玉山編著	180 元
39. 一流說服力	李玉瓊編著	180 元
40. 般若心經成功哲學	陳鴻蘭編著	180 元
41. 訪問推銷術	黃靜香編著	180 元
42. 男性成功秘訣	陳蒼杰編著	180 元

・精 選 系 列・電腦編號 25

1. 毛澤東與鄧小平	渡邊利夫等著	280 元
2. 中國大崩裂	江戶介雄著	180 元
3. 台灣・亞洲奇蹟	上村幸治著	220 元

4. 7-ELEVEN 高盈收策略　國友隆一著　180 元
5. 台灣獨立（新・中國日本戰爭一）　森詠著　200 元
6. 迷失中國的末路　江戶雄介著　220 元
7. 2000 年 5 月全世界毀滅　紫藤甲子男著　180 元
8. 失去鄧小平的中國　小島朋之著　220 元
9. 世界史爭議性異人傳　桐生操著　200 元
10. 淨化心靈享人生　松濤弘道著　220 元
11. 人生心情診斷　賴藤和寬著　220 元
12. 中美大決戰　檜山良昭著　220 元
13. 黃昏帝國美國　莊雯琳譯　220 元
14. 兩岸衝突（新・中國日本戰爭二）　森詠著　220 元
15. 封鎖台灣（新・中國日本戰爭三）　森詠著　220 元
16. 中國分裂（新・中國日本戰爭四）　森詠著　220 元
17. 由女變男的我　虎井正衛著　200 元
18. 佛學的安心立命　松濤弘道著　220 元

・運動遊戲・電腦編號 26

1. 雙人運動　李玉瓊譯　160 元
2. 愉快的跳繩運動　廖玉山譯　180 元
3. 運動會項目精選　王佑京譯　150 元
4. 肋木運動　廖玉山譯　150 元
5. 測力運動　王佑宗譯　150 元
6. 游泳入門　唐桂萍編著　200 元

・休閒娛樂・電腦編號 27

1. 海水魚飼養法　田中智浩著　300 元
2. 金魚飼養法　曾雪玫譯　250 元
3. 熱門海水魚　毛利匡明著　480 元
4. 愛犬的教養與訓練　池田好雄著　250 元
5. 狗教養與疾病　杉浦哲著　220 元
6. 小動物養育技巧　三上昇著　300 元
20. 園藝植物管理　船越亮二著　200 元

・銀髮族智慧學・電腦編號 28

1. 銀髮六十樂逍遙　多湖輝著　170 元
2. 人生六十反年輕　多湖輝著　170 元
3. 六十歲的決斷　多湖輝著　170 元
4. 銀髮族健身指南　孫瑞台編著　250 元

·飲食保健·電腦編號 29

1. 自己製作健康茶	大海淳著	220 元
2. 好吃、具藥效茶料理	德永睦子著	220 元
3. 改善慢性病健康藥草茶	吳秋嬌譯	200 元
4. 藥酒與健康果菜汁	成玉編著	250 元
5. 家庭保健養生湯	馬汴梁編著	220 元
6. 降低膽固醇的飲食	早川和志著	200 元
7. 女性癌症的飲食	女子營養大學	280 元
8. 痛風者的飲食	女子營養大學	280 元
9. 貧血者的飲食	女子營養大學	280 元
10. 高脂血症者的飲食	女子營養大學	280 元
11. 男性癌症的飲食	女子營養大學	280 元
12. 過敏者的飲食	女子營養大學	280 元
13. 心臟病的飲食	女子營養大學	280 元

·家庭醫學保健·電腦編號 30

1. 女性醫學大全	雨森良彥著	380 元
2. 初為人父育兒寶典	小瀧周曹著	220 元
3. 性活力強健法	相建華著	220 元
4. 30 歲以上的懷孕與生產	李芳黛編著	220 元
5. 舒適的女性更年期	野末悅子著	200 元
6. 夫妻前戲的技巧	笠井寬司著	200 元
7. 病理足穴按摩	金慧明著	220 元
8. 爸爸的更年期	河野孝旺著	200 元
9. 橡皮帶健康法	山田晶著	180 元
10. 三十三天健美減肥	相建華等著	180 元
11. 男性健美入門	孫玉祿編著	180 元
12. 強化肝臟秘訣	主婦の友社編	200 元
13. 了解藥物副作用	張果馨譯	200 元
14. 女性醫學小百科	松山榮吉著	200 元
15. 左轉健康法	龜田修等著	200 元
16. 實用天然藥物	鄭炳全編著	260 元
17. 神秘無痛平衡療法	林宗駛著	180 元
18. 膝蓋健康法	張果馨譯	180 元
19. 針灸治百病	葛書翰著	250 元
20. 異位性皮膚炎治癒法	吳秋嬌譯	220 元
21. 禿髮白髮預防與治療	陳炳崑編著	180 元
22. 埃及皇宮菜健康法	飯森薰著	200 元
23. 肝臟病安心治療	上野幸久著	220 元
24. 耳穴治百病	陳抗美等著	250 元
25. 高效果指壓法	五十嵐康彥著	200 元

26. 瘦水、胖水	鈴木園子著	200 元
27. 手針新療法	朱振華著	200 元
28. 香港腳預防與治療	劉小惠譯	200 元
29. 智慧飲食吃出健康	柯富陽編著	200 元
30. 牙齒保健法	廖玉山編著	200 元
31. 恢復元氣養生食	張果馨譯	200 元
32. 特效推拿按摩術	李玉田著	200 元
33. 一週一次健康法	若狹真著	200 元
34. 家常科學膳食	大塚滋著	200 元
35. 夫妻們關心的男性不孕	原利夫著	220 元
36. 自我瘦身美容	馬野詠子著	200 元
37. 魔法姿勢益健康	五十嵐康彥著	200 元
38. 眼病錘療法	馬栩周著	200 元
39. 預防骨質疏鬆症	藤田拓男著	200 元
40. 骨質增生效驗方	李吉茂編著	250 元

・超經營新智慧・電腦編號 31

1. 躍動的國家越南	林雅倩譯	250 元
2. 甦醒的小龍菲律賓	林雅倩譯	220 元
3. 中國的危機與商機	中江要介著	250 元
4. 在印度的成功智慧	山內利男著	220 元
5. 7-ELEVEN 大革命	村上豐道著	200 元

・心 靈 雅 集・電腦編號 00

1. 禪言佛語看人生	松濤弘道著	180 元
2. 禪密教的奧秘	葉逯謙譯	120 元
3. 觀音大法力	田口日勝著	120 元
4. 觀音法力的大功德	田口日勝著	120 元
5. 達摩禪 106 智慧	劉華亭編譯	220 元
6. 有趣的佛教研究	葉逯謙編譯	170 元
7. 夢的開運法	蕭京凌譯	130 元
8. 禪學智慧	柯素娥編譯	130 元
9. 女性佛教入門	許俐萍譯	110 元
10. 佛像小百科	心靈雅集編譯組	130 元
11. 佛教小百科趣談	心靈雅集編譯組	120 元
12. 佛教小百科漫談	心靈雅集編譯組	150 元
13. 佛教知識小百科	心靈雅集編譯組	150 元
14. 佛學名言智慧	松濤弘道著	220 元
15. 釋迦名言智慧	松濤弘道著	220 元
16. 活人禪	平田精耕著	120 元
17. 坐禪入門	柯素娥編譯	150 元

18. 現代禪悟	柯素娥編譯	130 元
19. 道元禪師語錄	心靈雅集編譯組	130 元
20. 佛學經典指南	心靈雅集編譯組	130 元
21. 何謂「生」阿含經	心靈雅集編譯組	150 元
22. 一切皆空　般若心經	心靈雅集編譯組	180 元
23. 超越迷惘　法句經	心靈雅集編譯組	130 元
24. 開拓宇宙觀　華嚴經	心靈雅集編譯組	180 元
25. 真實之道　法華經	心靈雅集編譯組	130 元
26. 自由自在　涅槃經	心靈雅集編譯組	130 元
27. 沈默的教示　維摩經	心靈雅集編譯組	150 元
28. 開通心眼　佛語佛戒	心靈雅集編譯組	130 元
29. 揭秘寶庫　密教經典	心靈雅集編譯組	180 元
30. 坐禪與養生	廖松濤譯	110 元
31. 釋尊十戒	柯素娥編譯	120 元
32. 佛法與神通	劉欣如編著	120 元
33. 悟（正法眼藏的世界）	柯素娥編譯	120 元
34. 只管打坐	劉欣如編著	120 元
35. 喬答摩・佛陀傳	劉欣如編著	120 元
36. 唐玄奘留學記	劉欣如編著	120 元
37. 佛教的人生觀	劉欣如編譯	110 元
38. 無門關(上卷)	心靈雅集編譯組	150 元
39. 無門關(下卷)	心靈雅集編譯組	150 元
40. 業的思想	劉欣如編著	130 元
41. 佛法難學嗎	劉欣如著	140 元
42. 佛法實用嗎	劉欣如著	140 元
43. 佛法殊勝嗎	劉欣如著	140 元
44. 因果報應法則	李常傳編	180 元
45. 佛教醫學的奧秘	劉欣如編著	150 元
46. 紅塵絕唱	海　若著	130 元
47. 佛教生活風情	洪丕謨、姜玉珍著	220 元
48. 行住坐臥有佛法	劉欣如著	160 元
49. 起心動念是佛法	劉欣如著	160 元
50. 四字禪語	曹洞宗青年會	200 元
51. 妙法蓮華經	劉欣如編著	160 元
52. 根本佛教與大乘佛教	葉作森編	180 元
53. 大乘佛經	定方晟著	180 元
54. 須彌山與極樂世界	定方晟著	180 元
55. 阿闍世的悟道	定方晟著	180 元
56. 金剛經的生活智慧	劉欣如著	180 元
57. 佛教與儒教	劉欣如編譯	180 元
58. 佛教史入門	劉欣如編譯	180 元
59. 印度佛教思想史	劉欣如編譯	200 元

・經營管理・電腦編號 01

◎ 創新經營管理六十六大計(精)	蔡弘文編	780 元
1. 如何獲取生意情報	蘇燕謀譯	110 元
2. 經濟常識問答	蘇燕謀譯	130 元
4. 台灣商戰風雲錄	陳中雄著	120 元
5. 推銷大王秘錄	原一平著	180 元
6. 新創意・賺大錢	王家成譯	90 元
7. 工廠管理新手法	琪　輝著	120 元
9. 經營參謀	柯順隆譯	120 元
10. 美國實業 24 小時	柯順隆譯	80 元
11. 撼動人心的推銷法	原一平著	150 元
12. 高竿經營法	蔡弘文編	120 元
13. 如何掌握顧客	柯順隆譯	150 元
17. 一流的管理	蔡弘文編	150 元
18. 外國人看中韓經濟	劉華亭譯	150 元
20. 突破商場人際學	林振輝編著	90 元
22. 如何使女人打開錢包	林振輝編著	100 元
24. 小公司經營策略	王嘉誠著	160 元
25. 成功的會議技巧	鐘文訓編譯	100 元
26. 新時代老闆學	黃柏松編著	100 元
27. 如何創造商場智囊團	林振輝編譯	150 元
28. 十分鐘推銷術	林振輝編譯	180 元
29. 五分鐘育才	黃柏松編譯	100 元
33. 自我經濟學	廖松濤編譯	100 元
34. 一流的經營	陶田生編著	120 元
35. 女性職員管理術	王昭國編譯	120 元
36. ＩＢＭ的人事管理	鐘文訓編譯	150 元
37. 現代電腦常識	王昭國編譯	150 元
38. 電腦管理的危機	鐘文訓編譯	120 元
39. 如何發揮廣告效果	王昭國編譯	150 元
40. 最新管理技巧	王昭國編譯	150 元
41. 一流推銷術	廖松濤編譯	150 元
42. 包裝與促銷技巧	王昭國編譯	130 元
43. 企業王國指揮塔	松下幸之助著	120 元
44. 企業精銳兵團	松下幸之助著	120 元
45. 企業人事管理	松下幸之助著	100 元
46. 華僑經商致富術	廖松濤編譯	130 元
47. 豐田式銷售技巧	廖松濤編譯	180 元
48. 如何掌握銷售技巧	王昭國編著	130 元
50. 洞燭機先的經營	鐘文訓編譯	150 元
52. 新世紀的服務業	鐘文訓編譯	100 元
53. 成功的領導者	廖松濤編譯	120 元

54. 女推銷員成功術	李玉瓊編譯	130元
55. ＩＢＭ人才培育術	鐘文訓編譯	100元
56. 企業人自我突破法	黃琪輝編著	150元
58. 財富開發術	蔡弘文編著	130元
59. 成功的店舖設計	鐘文訓編著	150元
61. 企管回春法	蔡弘文編著	130元
62. 小企業經營指南	鐘文訓編譯	100元
63. 商場致勝名言	鐘文訓編譯	150元
64. 迎接商業新時代	廖松濤編譯	100元
66. 新手股票投資入門	何朝乾編著	200元
67. 上揚股與下跌股	何朝乾編譯	180元
68. 股票速成學	何朝乾編譯	200元
69. 理財與股票投資策略	黃俊豪編著	180元
70. 黃金投資策略	黃俊豪編著	180元
71. 厚黑管理學	廖松濤編譯	180元
72. 股市致勝格言	呂梅莎編譯	180元
73. 透視西武集團	林谷燁編譯	150元
76. 巡迴行銷術	陳蒼杰譯	150元
77. 推銷的魔術	王嘉誠譯	120元
78. 60秒指導部屬	周蓮芬編譯	150元
79. 精銳女推銷員特訓	李玉瓊編譯	130元
80. 企劃、提案、報告圖表的技巧	鄭汶譯	180元
81. 海外不動產投資	許達守編譯	150元
82. 八百伴的世界策略	李玉瓊譯	150元
83. 服務業品質管理	吳宜芬譯	180元
84. 零庫存銷售	黃東謙編譯	150元
85. 三分鐘推銷管理	劉名揚編譯	150元
86. 推銷大王奮鬥史	原一平著	150元
87. 豐田汽車的生產管理	林谷燁編譯	150元

・成 功 寶 庫・電腦編號 02

1. 上班族交際術	江森滋著	100元
2. 拍馬屁訣竅	廖玉山編譯	110元
4. 聽話的藝術	歐陽輝編譯	110元
9. 求職轉業成功術	陳義編著	110元
10. 上班族禮儀	廖玉山編著	120元
11. 接近心理學	李玉瓊編著	100元
12. 創造自信的新人生	廖松濤編著	120元
15. 神奇瞬間瞑想法	廖松濤編譯	100元
16. 人生成功之鑰	楊意苓編著	150元
19. 給企業人的諍言	鐘文訓編著	120元
20. 企業家自律訓練法	陳義編譯	100元
21. 上班族妖怪學	廖松濤編著	100元

22. 猶太人縱橫世界的奇蹟	孟佑政編著	110 元
25. 你是上班族中強者	嚴思圖編著	100 元
30. 成功頓悟 100 則	蕭京凌編譯	130 元
32. 知性幽默	李玉瓊編譯	130 元
33. 熟記對方絕招	黃靜香編譯	100 元
37. 察言觀色的技巧	劉華亭編著	180 元
38. 一流領導力	施義彥編譯	120 元
40. 30 秒鐘推銷術	廖松濤編譯	150 元
41. 猶太成功商法	周蓮芬編譯	120 元
42. 尖端時代行銷策略	陳蒼杰編著	100 元
43. 顧客管理學	廖松濤編著	100 元
44. 如何使對方說 Yes	程羲編著	150 元
47. 上班族口才學	楊鴻儒譯	120 元
48. 上班族新鮮人須知	程羲編著	120 元
49. 如何左右逢源	程羲編著	130 元
50. 語言的心理戰	多湖輝著	130 元
55. 性惡企業管理學	陳蒼杰譯	130 元
56. 自我啟發 200 招	楊鴻儒編著	150 元
57. 做個傑出女職員	劉名揚編著	130 元
58. 靈活的集團營運術	楊鴻儒編著	120 元
60. 個案研究活用法	楊鴻儒編著	130 元
61. 企業教育訓練遊戲	楊鴻儒編著	120 元
62. 管理者的智慧	程義編譯	130 元
63. 做個佼佼管理者	馬筱莉編譯	130 元
67. 活用禪學於企業	柯素娥編譯	130 元
69. 幽默詭辯術	廖玉山編譯	150 元
70. 拿破崙智慧箴言	柯素娥編譯	130 元
71. 自我培育・超越	蕭京凌編譯	150 元
74. 時間即一切	沈永嘉編譯	130 元
75. 自我脫胎換骨	柯素娥譯	150 元
76. 贏在起跑點　人才培育鐵則	楊鴻儒編譯	150 元
77. 做一枚活棋	李玉瓊編譯	130 元
78. 面試成功戰略	柯素娥編譯	130 元
81. 瞬間攻破心防法	廖玉山編譯	120 元
82. 改變一生的名言	李玉瓊編譯	130 元
83. 性格性向創前程	楊鴻儒編譯	130 元
84. 訪問行銷新竅門	廖玉山編譯	150 元
85. 無所不達的推銷話術	李玉瓊編譯	150 元

・處 世 智 慧・電腦編號 03

1. 如何改變你自己	陸明編譯	120 元
6. 靈感成功術	譚繼山編譯	80 元
8. 扭轉一生的五分鐘	黃柏松編譯	100 元

10. 現代人的詭計	林振輝譯	100 元
13. 口才必勝術	黃柏松編譯	120 元
14. 女性的智慧	譚繼山編譯	90 元
16. 人生的體驗	陸明編譯	80 元
18. 幽默吹牛術	金子登著	90 元
19. 攻心說服術	多湖輝著	100 元
24. 慧心良言	亦奇著	80 元
25. 名家慧語	蔡逸鴻主編	90 元
28. 如何發揮你的潛能	陸明編譯	90 元
29. 女人身態語言學	李常傳譯	130 元
30. 摸透女人心	張文志譯	90 元
32. 給女人的悄悄話	妮倩編譯	90 元
34. 如何開拓快樂人生	陸明編譯	90 元
36. 成功的捷徑	鐘文訓譯	70 元
37. 幽默逗笑術	林振輝著	120 元
38. 活用血型讀書法	陳炳崑譯	80 元
39. 心　燈	葉于模著	100 元
40. 當心受騙	林顯茂譯	90 元
41. 心・體・命運	蘇燕謀譯	70 元
43. 宮本武藏五輪書金言錄	宮本武藏著	100 元
47. 成熟的愛	林振輝譯	120 元
48. 現代女性駕馭術	蔡德華著	90 元
49. 禁忌遊戲	酒井潔著	90 元
52. 摸透男人心	劉華亭編譯	80 元
53. 如何達成願望	謝世輝著	90 元
54. 創造奇蹟的「想念法」	謝世輝著	90 元
55. 創造成功奇蹟	謝世輝著	90 元
57. 幻想與成功	廖松濤譯	80 元
58. 反派角色的啟示	廖松濤編譯	70 元
59. 現代女性須知	劉華亭編著	75 元
62. 如何突破內向	姜倩怡編譯	110 元
64. 讀心術入門	王家成編譯	100 元
65. 如何解除內心壓力	林美羽編著	110 元
66. 取信於人的技巧	多湖輝著	110 元
68. 自我能力的開拓	卓一凡編著	110 元
70. 縱橫交涉術	嚴思圖編著	90 元
71. 如何培養妳的魅力	劉文珊編著	90 元
75. 個性膽怯者的成功術	廖松濤編譯	100 元
76. 人性的光輝	文可式編著	90 元
79. 培養靈敏頭腦秘訣	廖玉山編著	90 元
80. 夜晚心理術	鄭秀美編譯	80 元
81. 如何做個成熟的女性	李玉瓊編著	80 元
82. 現代女性成功術	劉文珊編著	90 元
83. 成功說話技巧	梁惠珠編譯	100 元

84. 人生的真諦	鐘文訓編譯	100 元
85. 妳是人見人愛的女孩	廖松濤編著	120 元
87. 指尖・頭腦體操	蕭京凌編譯	90 元
88. 電話應對禮儀	蕭京凌編著	120 元
89. 自我表現的威力	廖松濤編譯	100 元
90. 名人名語啟示錄	喬家楓編著	100 元
91. 男與女的哲思	程鐘梅編譯	110 元
92. 靈思慧語	牧風著	110 元
93. 心靈夜語	牧風著	100 元
94. 激盪腦力訓練	廖松濤編譯	100 元
95. 三分鐘頭腦活性法	廖玉山編譯	110 元
96. 星期一的智慧	廖玉山編譯	100 元
97. 溝通說服術	賴文琇編譯	100 元

・健康與美容・電腦編號 04

3. 媚酒傳(中國王朝秘酒)	陸明主編	120 元
5. 中國回春健康術	蔡一藩著	100 元
6. 奇蹟的斷食療法	蘇燕謀譯	130 元
8. 健美食物法	陳炳崑譯	120 元
9. 驚異的漢方療法	唐龍編著	90 元
10. 不老強精食	唐龍編著	100 元
12. 五分鐘跳繩健身法	蘇明達譯	100 元
13. 睡眠健康法	王家成譯	80 元
14. 你就是名醫	張芳明譯	90 元
19. 釋迦長壽健康法	譚繼山譯	90 元
20. 腳部按摩健康法	譚繼山譯	120 元
21. 自律健康法	蘇明達譯	90 元
23. 身心保健座右銘	張仁福著	160 元
24. 腦中風家庭看護與運動治療	林振輝譯	100 元
25. 秘傳醫學人相術	成玉主編	120 元
26. 導引術入門(1)治療慢性病	成玉主編	110 元
27. 導引術入門(2)健康・美容	成玉主編	110 元
28. 導引術入門(3)身心健康法	成玉主編	110 元
29. 妙用靈藥・蘆薈	李常傳譯	150 元
30. 萬病回春百科	吳通華著	150 元
31. 初次懷孕的 10 個月	成玉編譯	130 元
32. 中國秘傳氣功治百病	陳炳崑編譯	130 元
35. 仙人長生不老學	陸明編譯	100 元
36. 釋迦秘傳米粒刺激法	鐘文訓譯	120 元
37. 痔・治療與預防	陸明編譯	130 元
38. 自我防身絕技	陳炳崑編譯	120 元
39. 運動不足時疲勞消除法	廖松濤譯	110 元
40. 三溫暖健康法	鐘文訓編譯	90 元

43.維他命與健康	鐘文訓譯	150元
45.森林浴—綠的健康法	劉華亭編譯	80元
47.導引術入門(4)酒浴健康法	成玉主編	90元
48.導引術入門(5)不老回春法	成玉主編	90元
49.山白竹(劍竹)健康法	鐘文訓譯	90元
50.解救你的心臟	鐘文訓編譯	100元
52.超人氣功法	陸明編譯	110元
54.借力的奇蹟(1)	力拔山著	100元
55.借力的奇蹟(2)	力拔山著	100元
56.五分鐘小睡健康法	呂添發撰	120元
59.艾草健康法	張汝明編譯	90元
60.一分鐘健康診斷	蕭京凌編譯	90元
61.念術入門	黃靜香編譯	90元
62.念術健康法	黃靜香編譯	90元
63.健身回春法	梁惠珠編譯	100元
64.姿勢養生法	黃秀娟編譯	90元
65.仙人瞑想法	鐘文訓譯	120元
66.人蔘的神效	林慶旺譯	100元
67.奇穴治百病	吳通華著	120元
68.中國傳統健康法	靳海東著	100元
71.酵素健康法	楊皓編譯	120元
73.腰痛預防與治療	五味雅吉著	130元
74.如何預防心臟病・腦中風	譚定長等著	100元
75.少女的生理秘密	蕭京凌譯	120元
76.頭部按摩與針灸	楊鴻儒譯	100元
77.雙極療術入門	林聖道著	100元
78.氣功自療法	梁景蓮著	120元
79.大蒜健康法	李玉瓊編譯	120元
81.健胸美容秘訣	黃靜香譯	120元
82.鍺奇蹟療效	林宏儒譯	120元
83.三分鐘健身運動	廖玉山譯	120元
84.尿療法的奇蹟	廖玉山譯	120元
85.神奇的聚積療法	廖玉山譯	120元
86.預防運動傷害伸展體操	楊鴻儒編譯	120元
88.五日就能改變你	柯素娥譯	110元
89.三分鐘氣功健康法	陳美華譯	120元
91.道家氣功術	早島正雄著	130元
92.氣功減肥術	早島正雄著	120元
93.超能力氣功法	柯素娥譯	130元
94.氣的瞑想法	早島正雄著	120元

・家 庭／生 活・電腦編號 05

1. 單身女郎生活經驗談	廖玉山編著	100元

2.	血型・人際關係	黃靜編著	120 元
3.	血型・妻子	黃靜編著	110 元
4.	血型・丈夫	廖玉山編譯	130 元
5.	血型・升學考試	沈永嘉編譯	120 元
6.	血型・臉型・愛情	鐘文訓編譯	120 元
7.	現代社交須知	廖松濤編譯	100 元
8.	簡易家庭按摩	鐘文訓編譯	150 元
9.	圖解家庭看護	廖玉山編譯	120 元
10.	生男育女隨心所欲	岡正基編著	160 元
11.	家庭急救治療法	鐘文訓編著	100 元
12.	新孕婦體操	林曉鐘譯	120 元
13.	從食物改變個性	廖玉山編譯	100 元
14.	藥草的自然療法	東城百合子著	200 元
15.	糙米菜食與健康料理	東城百合子著	180 元
16.	現代人的婚姻危機	黃靜編著	90 元
17.	親子遊戲　0 歲	林慶旺編譯	100 元
18.	親子遊戲　1～2 歲	林慶旺編譯	110 元
19.	親子遊戲　3 歲	林慶旺編譯	100 元
20.	女性醫學新知	林曉鐘編譯	180 元
21.	媽媽與嬰兒	張汝明編譯	180 元
22.	生活智慧百科	黃靜編譯	100 元
23.	手相・健康・你	林曉鐘編譯	120 元
24.	菜食與健康	張汝明編譯	110 元
25.	家庭素食料理	陳東達著	140 元
26.	性能力活用秘法	米開・尼里著	150 元
27.	兩性之間	林慶旺編譯	120 元
28.	性感經穴健康法	蕭京凌編譯	150 元
29.	幼兒推拿健康法	蕭京凌編譯	100 元
30.	談中國料理	丁秀山編著	100 元
31.	舌技入門	增田豐著	160 元
32.	預防癌症的飲食法	黃靜香編譯	150 元
33.	性與健康寶典	黃靜香編譯	180 元
34.	正確避孕法	蕭京凌編譯	180 元
35.	吃的更漂亮美容食譜	楊萬里著	120 元
36.	圖解交際舞速成	鐘文訓編譯	150 元
37.	觀相導引術	沈永嘉譯	130 元
38.	初為人母 12 個月	陳義譯	180 元
39.	圖解麻將入門	顧安行編譯	180 元
40.	麻將必勝秘訣	石利夫編譯	180 元
41.	女性一生與漢方	蕭京凌編譯	100 元
42.	家電的使用與修護	鐘文訓編譯	160 元
43.	錯誤的家庭醫療法	鐘文訓編譯	100 元
44.	簡易防身術	陳慧珍編譯	150 元
45.	茶健康法	鐘文訓編譯	130 元

46. 雞尾酒大全	劉雪卿譯	180元
47. 生活的藝術	沈永嘉編著	120元
48. 雜草雜果健康法	沈永嘉編著	120元
49. 如何選擇理想妻子	荒谷慈著	110元
50. 如何選擇理想丈夫	荒谷慈著	110元
51. 中國食與性的智慧	根本光人著	150元
52. 開運法話	陳宏男譯	100元
53. 禪語經典＜上＞	平田精耕著	150元
54. 禪語經典＜下＞	平田精耕著	150元
55. 手掌按摩健康法	鐘文訓譯	180元
56. 腳底按摩健康法	鐘文訓譯	180元
57. 仙道運氣健身法	李玉瓊譯	150元
58. 健心、健體呼吸法	蕭京凌譯	120元
59. 自彊術入門	蕭京凌譯	120元
60. 指技入門	增田豐著	160元
61. 下半身鍛鍊法	增田豐著	180元
62. 表象式學舞法	黃靜香編譯	180元
63. 圖解家庭瑜伽	鐘文訓譯	130元
64. 食物治療寶典	黃靜香編譯	130元
65. 智障兒保育入門	楊鴻儒譯	130元
66. 自閉兒童指導入門	楊鴻儒譯	180元
67. 乳癌發現與治療	黃靜香譯	130元
68. 盆栽培養與欣賞	廖啟新編譯	180元
69. 世界手語入門	蕭京凌編譯	180元
70. 賽馬必勝法	李錦雀編譯	200元
71. 中藥健康粥	蕭京凌編譯	120元
72. 健康食品指南	劉文珊編譯	130元
73. 健康長壽飲食法	鐘文訓編譯	150元
74. 夜生活規則	增田豐著	160元
75. 自製家庭食品	鐘文訓編譯	200元
76. 仙道帝王招財術	廖玉山譯	130元
77. 「氣」的蓄財術	劉名揚譯	130元
78. 佛教健康法入門	劉名揚譯	130元
79. 男女健康醫學	郭汝蘭譯	150元
80. 成功的果樹培育法	張煌編譯	130元
81. 實用家庭菜園	孔翔儀編譯	130元
82. 氣與中國飲食法	柯素娥編譯	130元
83. 世界生活趣譚	林其英著	160元
84. 胎教二八〇天	鄭淑美譯	220元
85. 酒自己動手釀	柯素娥編著	160元
86. 自己動「手」健康法	劉雪卿譯	160元
87. 香味活用法	森田洋子著	160元
88. 寰宇趣聞搜奇	林其英著	200元
89. 手指回旋健康法	栗田昌裕著	200元

90. 家庭巧妙收藏	蘇秀玉譯	200 元
91. 餐桌禮儀入門	風間璋子著	200 元
92. 住宅設計要訣	吉田春美著	200 元

・命理與預言・電腦編號 06

1. 12 星座算命術	訪星珠著	200 元
2. 中國式面相學入門	蕭京凌編著	180 元
3. 圖解命運學	陸明編著	200 元
4. 中國秘傳面相術	陳炳崑編著	180 元
5. 13 星座占星術	馬克・矢崎著	200 元
6. 命名彙典	水雲居士編著	180 元
7. 簡明紫微斗術命運學	唐龍編著	220 元
8. 住宅風水吉凶判斷法	琪輝編譯	180 元
9. 鬼谷算命秘術	鬼谷子著	200 元
10. 密教開運咒法	中岡俊哉著	250 元
11. 女性星魂術	岩滿羅門著	200 元
12. 簡明四柱推命學	李常傳編譯	150 元
13. 手相鑑定奧秘	高山東明著	200 元
14. 簡易精確手相	高山東明著	200 元
15. 13 星座戀愛占卜	彤雲編譯組	200 元
16. 女巫的咒法	柯素娥譯	230 元
17. 六星命運占卜學	馬文莉編著	230 元
18. 樸克牌占卜入門	王家成譯	100 元
19. A血型與十二生肖	鄒雲英編譯	90 元
20. B血型與十二生肖	鄒雲英編譯	90 元
21. O血型與十二生肖	鄒雲英編譯	100 元
22. AB血型與十二生肖	鄒雲英編譯	90 元
23. 筆跡占卜學	周子敬著	220 元
24. 神秘消失的人類	林達中譯	80 元
25. 世界之謎與怪談	陳炳崑譯	80 元
26. 符咒術入門	柳玉山人編	150 元
27. 神奇的白符咒	柳玉山人編	160 元
28. 神奇的紫等咒	柳玉山人編	200 元
29. 秘咒魔法開運術	吳慧鈴編譯	180 元
30. 諾米空秘咒法	馬克・矢崎編著	220 元
31. 改變命運的手相術	鐘文訓著	120 元
32. 黃帝手相占術	鮑黎明著	230 元
33. 惡魔的咒法	杜美芳譯	230 元
34. 腳相開運術	王瑞禎譯	130 元
35. 面相開運術	許麗玲譯	150 元
36. 房屋風水與運勢	邱震睿編譯	200 元
37. 商店風水與運勢	邱震睿編譯	200 元
38. 諸葛流天文盾甲	巫立華譯	150 元

國家圖書館出版品預行編目資料

年輕 10 歲快步健康法／石塚忠雄著，劉小惠譯
－初版－臺北市，大展，民 87
面；21 公分－（健康天地；91）
譯自：10 歲若返る「快足」健康法
ISBN 957-557-846-5（平裝）
1. 運動與健康　2. 腳－疾病　3. 鞋
411.71　　87009623

年輕 10 歲快步健康法

ISBN 957-557-846-5

原著者／石塚忠雄
編譯者／劉小惠
發行人／蔡森明
出版者／大展出版社有限公司
社址／台北市北投區（石牌）致遠一路 2 段 12 巷 1 號
電話／(02) 28236031・28236033
傳真／(02) 28272069
郵政劃撥／0166955—1
登記證／局版臺業字第 2171 號
承印者／國順圖書印刷公司
裝訂／嶸興裝訂有限公司
排版者／千兵企業有限公司
電話／(02) 28812643
初版1刷／1998 年（民 87 年）8 月

定價／180 元

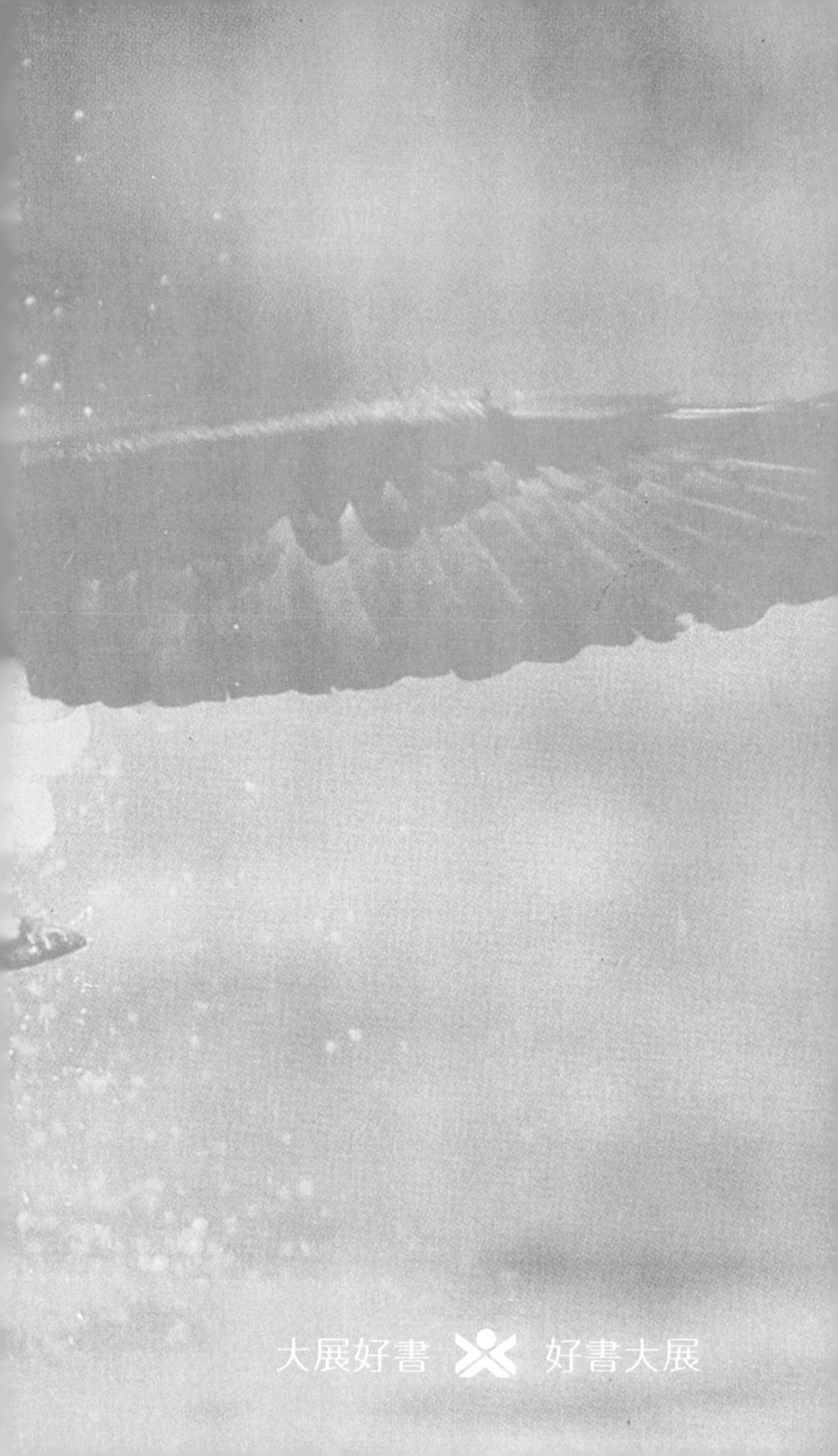
大展好書 好書大展

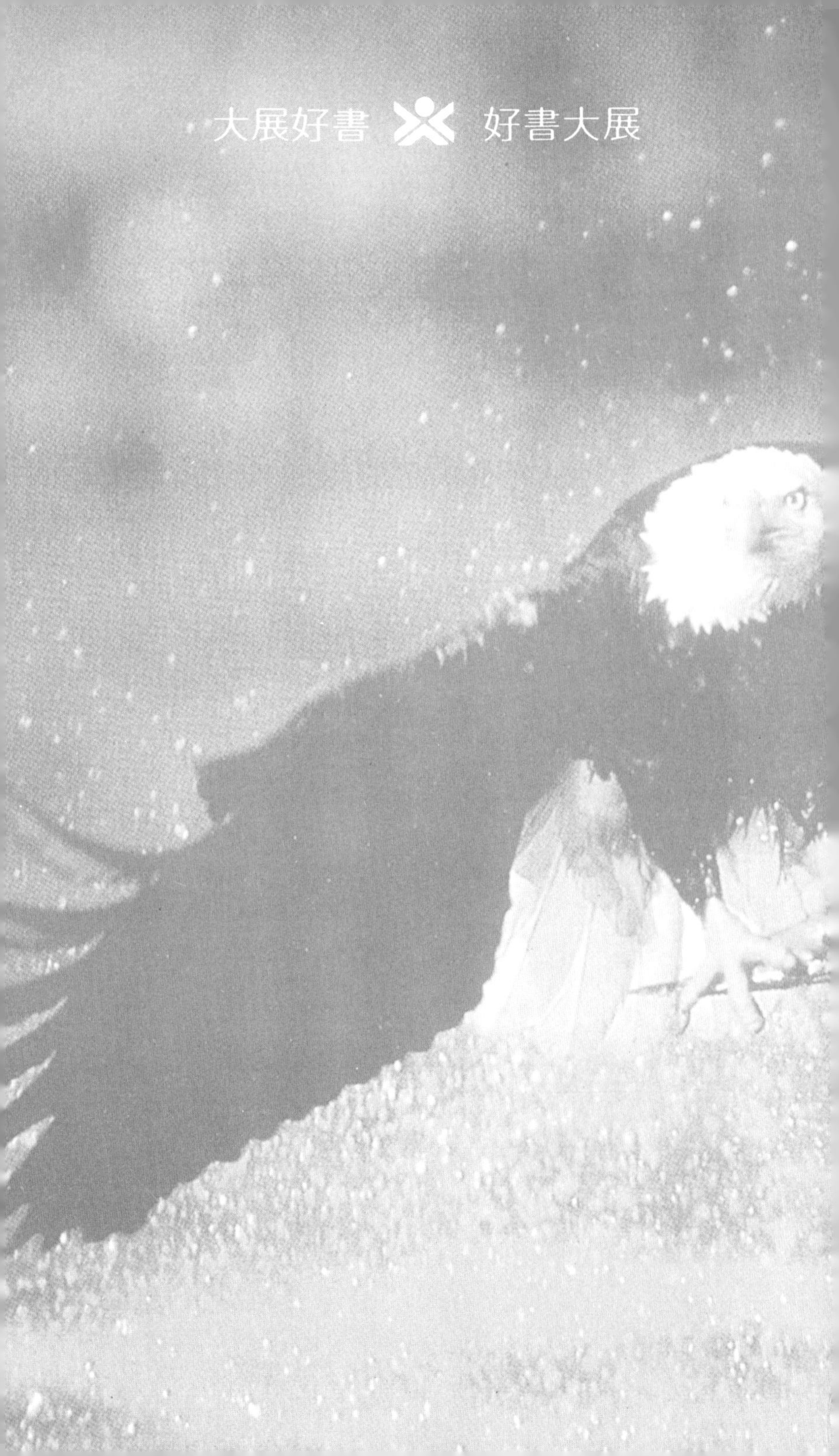
大展好書
好書大展